护理临床实践

主 编　张文燕　冯　英　柳国芳　张　璐

中国海洋大学出版社

·青岛·

图书在版编目(CIP)数据

护理临床实践 / 张文燕等主编. -- 青岛 : 中国海洋大学出版社，2019.8

ISBN 978-7-5670-2369-7

Ⅰ.①护… Ⅱ.①张… Ⅲ.①护理学 Ⅳ.①R47

中国版本图书馆CIP数据核字(2019)第188822号

————————————————————————————————————

出版发行	中国海洋大学出版社			
社　　址	青岛市香港东路23号	**邮政编码**	266071	
出 版 人	杨立敏			
网　　址	http://pub.ouc.edu.cn			
电子信箱	yyf_ press@sina.cn			
订购电话	0532-82032573（传真）			
责任编辑	杨亦飞 矫 燕	**电　　话**	0532-85902533	
印　　制	蓬莱利华印刷有限公司			
版　　次	2019年9月第1版			
印　　次	2019年9月第1次印刷			
成品尺寸	145mm×210mm			
印　　张	8.75			
字　　数	230千			
印　　数	1~600			
定　　价	36.00元			

护理临床实践
编委会

前　言

　　护理工作在我国医疗卫生事业的发展中发挥着重要作用,广大护理工作者在协助临床诊疗、救治生命、促进康复、减轻病痛及增进医患和谐等方面担负着大量工作。现代临床医学的发展对护理人员的知识结构和临床技能提出了更高要求。为适应医学科学理论和临床研究迅速发展的形势,护理教育也进行了相应的改革。为了满足各专科护师的要求,我们编写了本书。

　　本书共分为七章,从临床护理的实际出发,内容涵盖临床多个学科,兼顾科学性、指导性、可操作性,充分吸收了近几年的护理新理论、新知识和新技术,紧密联系医院实际,结合长期护理实践行之有效的经验,对各专科疾病的一般护理、专科护理、特殊症状护理、常用诊疗技术护理配合等进行了总结提炼,对临床护理工作和护理教学活动有着很强的指导性、针对性。本书的编排深浅有度、详略得当,以认识疾病为前提,以研究"患者的护理为主体",编者希望通过采用国际认可的标准和指标不断提高护理质量,力求既适应当前医院护理技术水平的发展,又适合今后一定时期内的需要。

　　限于编者水平,书中难免存在不足之处,欢迎专家和读者批评指正。

编　者

2019 年 3 月

目录

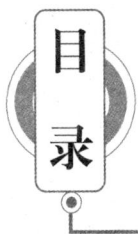

第一章　常见急危重症护理

第一节　心搏骤停

心搏骤停(CA)是指由于多种原因引起心脏泵血功能突然停止。一旦发生,将立即导致脑和其他脏器血液供给中断,组织严重缺氧和代谢障碍。对心搏骤停者立即采取恢复有效循环、呼吸和大脑功能的一系列抢救措施,称为心肺脑复苏(CPCR)。

一、准确、及时判断

实施心肺复苏前必须准确、及时地判断病人有无突发意识丧失,有无自主呼吸,有无大动脉(颈动脉或股动脉)搏动消失。

二、紧急处理措施

1. 人工循环:立即进行胸外心脏按压,按压部位在胸骨中下1/3交界处,按压频率为至少100次/分,按压深度成人至少为5厘米,婴儿和儿童至少为胸部前后径的1/3(婴儿大约为4厘米,儿童大约为5厘米),并让一人通知医生,如为目击者立即拳击心前区1~2次,再行胸外心脏按压。

2. 畅通气道、人工呼吸:畅通气道是实施人工呼吸的首要条件。面罩球囊控制呼吸,连接氧气8~10升/分,如有条件者立即气管插管,进行加压给氧,无条件时应行口对口人工呼吸,每次吹气量为400~600毫升。

3. 迅速建立2条静脉通道:一般首选上腔静脉系统给药,如肘静脉、锁骨下静脉、颈外静脉或颈内静脉,以便药物尽快起效。

4. 心电监护:观察抢救效果,必要时除颤起搏。

5. 脑复苏:头部置冰帽,体表大血管处,如颈、腹股沟、腋下置冰袋;同时应用脑复苏药物,如冬眠药物、脱水药及能量合剂。

6. 纠正酸中毒:可选用碳酸氢钠注射液。

三、病情观察

1. 观察病人的通气效果:保持呼吸道通畅,吸氧(流量为 5～6 升/分),必要时行气管插管和使用人工呼吸机。使用呼吸机通气的病人每小时吸痰 1 次,每次吸痰时间不超过 15 秒,同时定时进行血气分析,根据结果调节呼吸机参数。

2. 观察循环复苏效果:观察有无窦性心律,心搏的频率、节律,心律失常的类型以及心脏对复苏药物的反应;观察血压的变化,随时调整升压药,在保持血容量的基础上,使血压维持在正常高水平,以保证心、脑、肾组织的血供;密切观察瞳孔的大小及对光反射、角膜反射、吞咽反射和肢体活动等;密切观察皮肤的色泽、温度。

3. 观察重要脏器的功能:留置导尿管,观察尿量、颜色、性状,定时监测尿素氮、肌酐等,保护肾功能。

4. 复苏有效指证:面色、口唇由发绀转为红润;自主呼吸恢复;能触及大动脉搏动,肱动脉收缩压≥8 千帕;瞳孔由大变小;有眼球活动或睫毛反射、瞳孔对光反射出现。

5. 复苏终止指证。

(1)脑死亡:对任何刺激无反应;自主呼吸停止;脑干反射全部消失(瞳孔对光反射、角膜反射、吞咽反射、睫毛反射);脑电活动消失。

(2)心脏停搏至开始心肺复苏的时间超过 30 分钟,又坚持心肺复苏 30 分钟以上,无任何反应,心电图示波屏上呈一条直线。

四、一般护理

1. 预防感染,严格遵守各项无菌操作,做好口腔护理、皮肤护理、眼部护理等。

2. 准确记录 24 小时出入液量,维持电解质酸碱平衡,防止并发症发生。

3. 备好各种抢救仪器及药品,防止再次发生心搏骤停。

(张文燕　冯　英　叶　敏　许庆超)

第二节　休　克

一、心源性休克

凡是能严重地影响心脏排血功能,使心排血量急剧降低的原因,都可引起心源性休克。例如,大范围心肌梗死、弥漫性心肌炎、急性心脏压塞、肺动脉栓塞、严重心律失常以及各种严重心脏病晚期,以心肌梗死最为常见。其主要特点:①由于心泵衰竭,心排血量急剧减少,血压降低。②交感神经兴奋和儿茶酚胺增多,小动脉、微动脉收缩,外周阻力增加,致使心脏后负荷加重。③交感神经兴奋,静脉收缩,回心血量增加,致中心静脉压(CVP)和心室舒张期末容量和压力升高。④较早地出现较为严重的肺淤血和肺水肿,这些变化又进一步加重心脏的负担和缺氧,促使心泵衰竭。

1. 绝对卧床休息,根据病情给予休克体位。如发生心搏骤停,则按心搏骤停抢救。

2. 严密观察病情,注意神志的变化,有无皮肤湿冷、花斑、发绀、心前区疼痛等。血压、脉搏及呼吸每 15～30 分钟测量 1 次,测量脉搏时间为 30 秒,当脉搏不规则时连续测 1 分钟,注意心律、心率、CVP 的变化及每小时尿量,做好记录,及时告知医生。

3. 给予氧气吸入,流量 2～4 升/分,必要时监测血气分析。

4. 建立静脉通道,按医嘱应用血管活性药物,注意调节药物浓度、滴速,使收缩压维持在 12～13.3 千帕水平,注意输液通畅,防止药物外渗。

5. 注意保暖,避免受凉,保暖以加盖棉被为宜,不宜使用热水袋,以防烫伤。按时翻身,做好口腔及皮肤护理,预防压疮。

6. 关心体贴病人,做好健康教育及心理护理。

二、失血性休克

失血性休克属于低血容量性休克,多见于急性的、速度较快的失血。失血性休克使机体有效循环急剧减少,而引起全身组织血液灌注不足,使多器官功能受到损害,导致组织缺血缺氧、代谢障碍和神经功能紊乱等。其病情凶险、变化快,极易导致病人死亡。

1. 立即建立 1～2 条静脉输液通道,保证输血、输液通畅。

2. 抽血做交叉配血试验,准备输血并按医嘱准备平衡液、碳酸氢钠等。

3. 妥善安排输注液体的先后顺序:在尚未配好新鲜血时输注平衡液,1 小时内输液 1 500～2 000 毫升,晶体与胶体比例为(2.5～3):1。必要时采取加压输液方法,大量快速输液时注意监测 CVP,防止急性左心衰竭发生。

4. 配合病因治疗的护理:创伤引起大出血和(或)有手术适应证的内脏出血者,应尽快争取手术止血,做好术前准备的护理。食管静脉破裂大出血者,应尽快使用三腔双囊管压迫止血。

5. 病情观察。

(1)监测血压、脉搏、呼吸,每 15～30 分钟 1 次并记录,注意体温变化,同时应观察神志、皮肤色泽和肢体温度,记录尿量,监测 CVP。

(2)根据尿量、CVP、血压、心率、皮肤弹性判断病人的休克程度。若 CVP 低、血压低、心率快、皮肤弹性差、尿量少则提示血容量不足,应给予补液、输血;若 CVP 高、血压低、心率快、尿量少,提示心功能不全,应给予强心、利尿。若心率快、尿量少、CVP 及血压波动正常可用冲击实验。方法:成人快速输注 300 毫升液体,若尿量增多、CVP 不变可考虑为血容量不足;若尿量不见增多、CVP 升高 0.196 千帕可考虑为心功能不全。

6. 采取平卧位,以利脑部血液供应;或将上身和下肢适当抬高 10°～30°,以利呼吸和下肢静脉回流,保持病人安静,减少搬动。

7. 保持呼吸道通畅,吸氧流量 6～8 升/分,必要时床边紧急气管插管或气管切开,给予呼吸机辅助通气。

8. 输注血管活性药物的注意事项。

(1)滴速必须均匀,避免血压急骤上升或下降,如无医嘱不可中断,每 15～30 分钟测血压、脉搏和呼吸各 1 次,详细记录。

(2)血管扩张药物必须在补充血容量充足的前提下应用,否则可导致血压急剧下降。

(3)病人在四肢厥冷、脉微细和尿量少的情况下,不能使用血管收缩药来提高血压,以防止引起急性肾衰竭。

(4)血管收缩药和血管扩张药可按医嘱合用,以调节血管张力并有强心作用。

9. 防止继发感染:严格执行无菌操作。保持皮肤清洁干燥,定时翻身,防止压疮发生。定时叩背、吸痰,防止肺部感染。更换各引流袋及尿袋,每日擦洗会阴 2 次。

10. 密切观察急性肾衰竭、呼吸窘迫综合征、酸中毒等并发症,施行相应护理。

11. 营养补充:不能进食者,给予鼻饲含高蛋白、高维生素的流质饮食,供给足够热量,提高机体抵抗力,但要警惕消化道出血。

三、感染性休克

感染性休克是由于感染导致有效循环容量不足、组织器官微循环灌注急剧减少的急性循环功能衰竭综合征。感染性休克的病人多具有全身炎症反应综合征(SIRS):①体温>38℃或<36℃。②心率>90 次/分。③呼吸急促>20 次/分或过度通气,动脉血二氧化碳分压<4.3 千帕。④白细胞计数>$12×10^9$/升或<$4×10^9$/升,或未成熟白细胞>10%。

1. 严密观察病人的神志、生命体征。感染性休克病人表现为过度兴奋、躁动、嗜睡、定向力异常及异常的欣快,要注意病人的意识和对人、时间、地点的定向力。每 15～30 分钟测量脉搏、血压、呼吸各 1 次,观察呼吸频率、节律和用力程度、胸廓运动的对称性,并做好记录,发现异常及时通知医生处理。

2. 改善微循环:迅速建立 2 条静脉通道,给予扩容、纠酸、抗休克等治疗。输液滴数宜先快后慢,用量宜先多后少,尽快改善微循环,逆转休克状态。

3. 给予氧气吸入 3～4 升/分,并给予加盖棉被或应用热水袋保温,改善末梢循环,热水袋温度 50℃～60℃,避免过热引起烫伤。

4. 保持呼吸道通畅,使用呼吸机通气者,每 30～60 分钟吸痰 1 次。

5. 认真记录 24 小时尿量。尿量能正确反映肾脏微循环血液灌流情况,若尿量持续＜30 毫升/小时,提示有休克;如无尿＞12 小时,血压正常,提示可能发生急性肾衰竭。出现异常及时通知医生对症处理。

6. 加强皮肤护理:保持皮肤清洁、干燥,每 2 小时翻身 1 次,预防褥疮;每日口腔护理、会阴冲洗 2 次,防止感染。

7. 加强营养:给予高蛋白、高热量、高维生素饮食,增强病人的抵抗力。

8. 做好心理护理,消除病人的恐惧心理,使其积极配合治疗、护理。

四、过敏性休克

特异性过敏原作用于致敏个体而产生的 IgE 介导的严重的以急性周围循环灌注不足及呼吸功能障碍为主的全身性速发变态反应所致的休克称为过敏性休克。人体对某些药物或化学物质、生物制品等的过敏反应,致敏原和抗体作用于致敏细胞,释放出血管活性物质可引起外周血管扩张、毛细血管床扩大、血浆渗出,血容量相对不足,加之过敏常致喉头水肿、支气管痉挛等使胸内压力增高,致使回心血量减少,心排血量降低。

1. 立即停药,就地抢救,病人取平卧位。

2. 立即皮下注射 0.1％盐酸肾上腺素 0.5～1 毫升,小儿酌减。

3. 根据医嘱给予地塞米松 5～10 毫克加入 50％葡萄糖溶液 40 毫升静脉注射;氢化可的松 100～200 毫克加入 10％葡萄糖液

250 毫升静脉滴注。

4. 氧气吸入 4～6 升/分,保暖。

5. 保持呼吸道通畅,有喉头水肿呼吸抑制时,遵医嘱给予呼吸兴奋药,必要时可做气管插管或气管切开。

6. 肌内注射抗组胺类药物:异丙嗪(非那根)、苯海拉明等。

7. 密切观察病情,及时测量生命体征并采取相应的措施。

8. 心搏骤停时,按心肺复苏抢救程序进行抢救。

(张文燕 冯 英 贾圣杰 李建华)

第三节 水、电解质及酸碱失衡护理常规

一、高钾血症

高钾血症是指血清钾浓度>5.5 毫摩尔/升的一种病理生理状态,此时的体内钾总量可增多(钾过多)。

1. 一般护理。

(1)绝对卧床休息,保持环境安静,限制探视。

(2)正确留取血、尿标本,及时送检。

2. 病情观察。

(1)持续动态心电监测,每 1～2 小时测量生命体征变化。

(2)持续给氧 2～4 升/分,保持呼吸道通畅,若昏迷病人将头侧向一边,防止因呕吐误吸导致窒息。

(3)准确记录 24 小时出入液量,注意观察病情及病人主诉。

(4)严密监测血清钾浓度、肾功能、尿渗透压等。

(5)需紧急血液透析病人迅速建立血液透析的血管通路,密切观察生命体征的变化。

3. 对症护理。

(1)对心血管系统的影响:熟练掌握心电图知识,如发现异常,

应立即抽静脉血做血钾测定,如结果显示为高血钾,应立即通知医生进行处理。

(2)对肾功能良好者,应鼓励病人大量饮水,帮助钾从尿中排出。

4. 健康指导。嘱病人严格控制饮食,禁食或少食含钾高的蔬菜、水果,如香蕉、甜橙、马铃薯、大枣、香菇、紫菜。

5. 心理护理。解除病人的紧张、恐惧、焦虑等消极情绪,给病人及其家属讲解高钾血症发生的原因,提供详细的预防处理措施。

二、低钾血症

低钾血症是指血清钾浓度<3.5毫摩尔/升的一种病理生理状态。造成低钾血症的主要原因是机体总钾量丢失,称为钾缺乏。

1. 一般护理。

(1)保持环境安静、整洁,限制探视,减少干扰。

(2)症状明显者应绝对卧床休息,因低钾时心肌内膜处于轻度极化状态,下床活动易导致心律失常,有发生心搏骤停的危险。

(3)鼓励病人进食高钾食物,如橘子、香蕉、豆类、干果类、香菇、海带,避免进食大量清水、高糖及油腻食物,并注意饮食卫生,防止食物不洁引起腹泻而加重病情。

(4)加强基础护理,预防并发症。

2. 病情观察。

(1)严密观察病人生命体征,每1~2小时测量1次,进行动态心电监测。

(2)持续氧气吸入3~4升/分,保持呼吸道通畅。

(3)监测24小时出入液量,准确记录每小时尿量,为进一步补钾提供依据。

(4)密切监测血电解质、肾功能及尿渗透压。

3. 对症护理。

(1)对循环系统的影响:应准确识别心电图变化,动态监测血钾指标,早期发现后通知医生及时处理,以免延误病情。

（2）对神经-肌肉系统的影响：严密观察病人神志及全身状况，一旦发现病人存在呼吸肌麻痹、呼吸困难、窒息及神志方面的改变后要及时处理，防止病情进一步恶化。

4. 用药护理。补钾过程中注意监测肾功能和尿量，尿量为 30～40 毫升/小时以上时，补钾较安全。补钾途径有口服补钾、鼻饲补钾、静脉补钾。为减少口服补钾的胃肠道反应，宜将 10% 氯化钾稀释于果汁或牛奶中服用。静脉补钾速度以每小时 20～40 毫摩尔/升为宜，浓度以 1.5～3.0 克/升为宜。

5. 心理护理。当病人出现紧张、情绪激动时，应向其讲明疾病原因及转归预后，根据具体情况选择适宜方式分散其注意力，使之保持良好的心态配合治疗及护理。

三、代谢性酸中毒

代谢性酸中毒是最常见的一种酸碱平衡紊乱，是指以碳酸氢根血浓度下降为原发改变而引起的一系列病理生理过程。引起代谢性酸中毒主要由机体产酸过多、排酸障碍和碱性物质损失过多等原因所致。

1. 一般护理。

（1）保持环境安静，减少不必要的刺激。

（2）病人取平卧位，注意保暖。

（3）给予病人易消化、富于营养的食物，少量多餐，如糖尿病病人应根据标准体重、身高、活动强度及营养状况计算每日所需热量，合理调配饮食。

（4）加强口腔及皮肤的护理，防治并发症。

2. 病情观察。

（1）每 1～2 小时测量生命体征，尤其是呼吸及神志的变化，并详细记录。

（2）根据医嘱严密监测血气分析及血电解质的变化，为疾病的进一步诊治提供依据。

（3）保持呼吸道通畅，持续氧气吸入，头偏向一侧，防止因呕吐而导致误吸。

(4)严密监测出入液量,并记录每小时尿量。

(5)及时送检各种血、尿标本。

3. 对症处理。

(1)对呼吸及神经系统的影响:密切观察病人的呼吸改变及神志方面的变化,及时处理,防止疾病进一步恶化。

(2)对其他脏器功能的影响:心力衰竭时要严格限制补液量和补液速度,消化系统不良的病人不可采用口服补碱,可选择静脉用药,防止胃肠道症状进一步加重。

(3)纠正水、电解质和酸碱失衡:轻度病人只需补液纠正缺水,就可纠正酸中毒。严重的代谢性酸中毒可输注等渗的碳酸氢钠或乳酸钠,以补充碱的不足,使用碳酸氢钠等碱性药物时,应使用单独通道,速度不宜过快,以免引起反应性碱中毒,加重缺氧,甚至引起脑水肿。一旦酸中毒纠正后应遵医嘱使用钙剂,以免发生手足抽搐。

4. 健康指导。代谢性酸中毒常常是由原发病引起的,如糖尿病、严重脱水、循环衰竭,病因治疗尤为重要,我们首先帮助病人树立战胜疾病的信心,避免精神创伤及过度疲劳,帮助其掌握有关疾病治疗的知识。

四、代谢性碱中毒

代谢性碱中毒是指原发的血浆碳酸氢根浓度升高而引起的一系列病理生理过程。临床常见的原因包括大量丢失胃液、严重低血钾或低血氯、库欣综合征等致肾脏丢失氢离子以及输注过多碱性物质等。

1. 一般护理。

(1)保持病室安静、整洁,指导病人卧床休息。

(2)给予病人营养丰富易消化的饮食,如不能进食者可由鼻饲管注入,保证营养的供给充分。

(3)加强口腔及皮肤的护理,预防并发症。

2. 病情观察。

(1)严密监测血气分析和电解质变化,正确采集血标本,及时送检。

(2)保持呼吸道通畅:鼓励病人做深呼吸,头偏向一侧,有利于呼吸道分泌物的排出,防止窒息。

(3)密切注意 24 小时出入液量,并记录每小时尿量。

(4)重点观察病人呼吸、心率、尿量、肌张力、神经精神状态。

3. 纠正酸碱、水、电解质紊乱。对以低氯为主的代谢性碱中毒可静脉滴注生理盐水和氯化钾,同时补充精氨酸。静脉滴注精氨酸时,速度不宜过快,否则会引起沿静脉行走处疼痛,局部发红,并引起面部潮红、流涎、呕吐等不良反应。对顽固性低钾应考虑低镁的可能。

4. 心理护理。消除病人恐惧心理,使他们处于接受治疗的最佳身心状态。

(冯　英　柳国芳　周　蒙　范　萍)

第四节　多器官功能障碍综合征

多器官功能障碍综合征(MODS)指机体在遭受急性严重感染、严重创伤、大面积烧伤等突然打击后,同时或先后出现 2 个或 2 个以上器官功能障碍,以至于在无干预治疗的情况下不能维持内环境稳定的综合征。

一、一般护理

1. 将病人安置在抢救病室,实行 24 小时专人护理。

2. 应严格执行各项无菌操作规程,对病人的分泌物及排泄物进行必要的消毒处理,以免发生继发性感染。

3. 饮食护理:病人处于高分解代谢状态,应保证病人足够的能量摄入,从而增强病人抵抗疾病的能力。

4. 加强基础护理,预防各种并发症。

二、病情观察

1. 严密监测神志及瞳孔变化,每 2 小时观察 1 次。

2. CVP:监测 CVP 是反映血容量的一个重要指标,CVP 小于 0.49 千帕为低压,应补充血容量;CVP 大于 1.47 千帕时输液应慎重,并密切注意心功能改变。

3. 肺动脉漂浮导管监测:了解心功能的各项参数并进行动态分析。

(1)密切观察各连接处是否紧密、固定稳妥,防止管道脱开出血。

(2)测压期间严防导管堵塞或肺动脉血栓形成,注意心内压力图形的改变,保持心导管通畅。

(3)观察置管肢体末梢循环情况,皮肤温度、色泽及微血管充盈情况,若有异常应及时报告医生处理。

4. 密切监测心率、血压、血氧饱和度变化,每 30～60 分钟监测 1 次。

5. 严密观察出入液量:患有肾功能障碍时,病人的饮食及进水量、输注的液体量、呕吐物及大小便均应正确记录,严格控制入量,并注意观察尿液的颜色、比重,注意有无血尿。

三、对症护理

1. 呼吸功能障碍:病人应卧床休息,烦躁者应予四肢保护性约束,慎用镇静安定药,禁用吗啡类药物;对呼吸骤停者,应立即行人工呼吸或气管插管辅助呼吸,清醒病人应鼓励排痰或体位引流,同时配合胸背叩击促进排痰。

2. 心功能障碍:病人应绝对卧床,根据病情可取半卧位或坐位,两腿下垂可减少回心血量,连续心电监护,必要时行血流动力学监测。监测血电解质,尤其是血钾,以防高血钾引起心律失常或心脏停搏,做好心肺脑复苏的准备。

3. 肾功能障碍:观察尿液颜色及比重,出现少尿或无尿时应及时通知医生处理。留置导尿管者,应用 1/5 000 呋喃西林液冲洗膀胱,防止逆行感染,需透析治疗者应做好透析护理。

4. 肝功能障碍:限制蛋白摄入量,保持大便通畅,观察病人意识改变及黄疸情况,以判断病情的变化,避免使用损害肝脏的药物,定时监测血氨等变化,以防肝昏迷发生。

5. 脑功能障碍:昏迷者应加床栏防止坠床,取下义齿,如意识障碍加重、两侧瞳孔不等大、呼吸浅慢或暂停,提示发生脑疝时,应及时行脱水治疗,并酌情用冰帽以保护脑细胞。

6. 胃肠功能障碍:待病人肠鸣音恢复后进流质或无渣、无刺激性半流质饮食,出现食物反流或腹泻时应暂时禁食并留取标本化验,注意观察有无头晕、心悸、冷汗、脉率加快及血压下降等急性消化道大出血征象。

7. 凝血功能障碍:少量鼻出血时可行填塞鼻腔止血,牙龈出血时可用过氧化氢漱口。

四、心理护理

病人因病情危重,常有复杂的心理反应,应及时了解病人的心理状态,及时做好心理护理,以消除顾虑,树立战胜疾病的信心。

(冯　英　柳国芳　王艳姣　李嘉明)

第五节　弥散性血管内凝血

弥散性血管内凝血(DIC)是一种发生在许多疾病基础上,由致病因素激活凝血及纤溶系统,导致全身微血栓形成,凝血因子大量消耗并继发纤溶亢进,引起全身出血及微循环衰竭的临床综合征。

一、一般护理

1. 绝对卧床休息,保持病室环境安静、清洁。

2. 置病人于休克体位,分别抬高头、足 30°,以利回心血量及呼吸功能的改善。

3. 给予高营养、高蛋白质、高维生素的易消化半流质或流质饮食。有消化道出血者应酌情进冷流质饮食或暂时禁食,避免粗硬食物刺激胃黏膜,昏迷者给予鼻饲。

4. 正确采集血标本,协助实验室检查以判断病情变化和治疗效果。

5. 加强危重病人基础护理,特别是口腔及皮肤护理,防止并发症。

二、病情观察

1. 严密观察病人血压、脉搏、呼吸及意识变化,每小时 1 次。

2. 密切观察皮肤及甲床色泽、温度,每 2 小时 1 次。

3. 观察有无 DIC 的出血表现,特别是皮肤黏膜、口腔、鼻腔、消化道、呼吸道、泌尿道、阴道等部位的出血以及出血而不凝的现象。应详细记录出血量。

4. 监测血小板、凝血酶原时间、3P 试验等,若有异常,及时报告医生。

5. 准确记录 24 小时出入液量,尤其是记录每小时尿量的变化。

三、对症护理

1. 肝素疗法的护理。

(1)滴注肝素的剂量,应根据实验室结果和病人的临床情况而定。肝肾衰竭的病人应改变剂量。

(2)严密监测凝血、凝血酶原时间,每小时 1 次。

2. 出血的预防和护理。

(1)保持皮肤清洁,避免搔抓、碰撞。

（2）尽量减少创伤性检查和治疗。

（3）静脉注射时,止血带不宜扎得过紧,力争一针见血,操作后用干棉球压迫穿刺部位5分钟。尽量避免肌内注射。

（4）保持鼻腔湿润,防止鼻出血。

3．微循环衰竭的护理。

（1）保持呼吸道通畅,持续吸氧,以改善缺氧症状。

（2）密切注意皮肤、甲床等处的微循环变化,观察尿量、尿色变化,若有明显少尿或无尿和（或）意识障碍、抽搐,应警惕存在肾栓塞和（或）脑栓塞,及时通知医生。

（3）按医嘱给药,纠正酸中毒,维持水、电解质平衡,维持血压。

（4）做好各项基础护理,预防并发症。

（5）严密观察病情变化,若有重要脏器功能衰竭时应做好相关护理,详细记录。

四、健康指导

根据病因或原发性疾病做相关指导,促进病人早期康复。

（柳国芳　张　璐　王素花　安菁菁）

第二章　神经系统疾病护理

第一节　脑出血

一、概述

脑出血是指非外伤性脑实质出血,属于急性脑血管病的一种类型,其病死率和致残率在各种脑血管病中居于首位。高血压性脑出血是非创伤性颅内出血最常见的原因,是高血压伴发脑动脉病变,血压骤升使动脉破裂出血所致。其他病因有脑动脉粥样硬化、凝血异常的血液病、动脉瘤、脑转移瘤、硬膜静脉窦血栓形成、抗凝或溶栓治疗等。脑出血多见于50岁以上高血压患者,男性略多,冬春季多发。通常在剧烈活动、情绪激动、气候骤变、排便、咳嗽时发病,表现为突然头痛、呕吐、偏瘫、失语、意识障碍、大小便失禁,可有颈部抵抗和脑膜刺激征。

二、病情判断

(一)症状与体征

1. 共有的症状:多在白天活动状态下突然发病,临床症状常在数分钟或数小时内达高峰,其表现因出血部位及出血量不同而异,但有些症状是共有的,如突发头痛、频繁呕吐等颅内压急剧增高症状。轻者意识清醒,仅有轻度头痛和局灶性神经体征,如偏瘫、偏身感觉障碍、偏盲及失语。重者意识不清,从逐渐出现意识模糊,于数分钟或数小时内转为昏迷。

2. 不同临床类型的局灶症状。

(1)基底节区出血:壳核和丘脑是高血压性脑出血的两个最常见部位,它们被内囊后肢所分隔,下行运动纤维、上行感觉纤维以及视辐射穿行其中。典型可见三偏体征：病灶对侧中枢性偏瘫、偏身感觉障碍和同向偏盲，大量出血可出现意识障碍。丘脑出血易穿破脑组织进入脑室，出现血性脑脊液。

(2)脑叶出血：临床表现主要取决于出血部位和血肿的大小。顶叶出血可见偏身感觉障碍、空间构象障碍；额叶可见偏瘫、运动性失语；颞叶可见感觉性失语、精神症状。

(3)脑桥出血：大量出血(血肿＞5 毫升)累及脑桥双侧，常破入第四脑室或扩展至中脑，患者于数秒至数分钟内出现昏迷、四肢瘫痪、去大脑强直发作、双侧瞳孔缩小呈针尖样、呕吐咖啡样胃内容物、中枢性高热、中枢性呼吸障碍等，通常在 24 小时或 48 小时内死亡。小量出血表现为交叉性瘫痪或共济失调性轻偏瘫、两眼向病灶侧凝视麻痹，可无意识障碍。

(二)辅助检查

1. 头颅电子计算机断层扫描(CT)：临床疑诊脑出血时首选头颅 CT 检查，可确定血肿部位、大小、形态、是否破入脑室、血肿周围水肿带和占位效应等。发病 1 周内 CT 扫描脑血肿呈现高密度占位信号。

2. 脑脊液：大多数患者因脑出血破入脑室或蛛网膜下隙而呈血性脑脊液，并有蛋白增高。

3. 磁共振成像(MRI)：MRI 可根据血肿信号的动态变化，判断出血时间，如急性期 T_1 扫描出血灶呈低信号，1 周后呈等信号，3～4 周呈高信号。MRI 常可显示陈旧性出血灶，而 CT 扫描则不易检出。

4. 数字减影血管造影(DSA)：可检出脑动脉瘤、脑动脉畸形等。

三、急救措施

(一)一般处理

1. 保持安静、防止再出血。绝对卧床休息，头部抬高 30°。保持治疗环境安静，避免不必要的搬动及检查，避免咳嗽、情绪波动和排便用力,躁动不安时可适当应用镇静药。

2. 保持呼吸道通畅、防止脑缺氧加重。持续吸氧,动脉血氧饱和度维持在 90％以上。抬高头部 30°,意识障碍者取侧卧位,头偏向一侧,以保持呼吸道通畅,利于口腔及呼吸道分泌物向外引流,防止误吸。及时吸出口腔、气道分泌物和呕吐物,必要时行气管插管或切开。

3. 保证营养和维持水、电解质平衡。记录 24 小时出入量。发病 48 小时内禁食,以静脉补液维持必要的水分,每日液体入量按尿量＋500 毫升计算。48 小时意识障碍好转者可进流食,不能进食者可给予鼻饲,保证给予足够的热量。定期检查血液生化,纠正酸碱平衡失调。

(二)控制高血压、改善微循环

急性脑出血时血压升高是颅内压增高情况下保持正常脑血流量的脑血管自动调节机制。目前对于应用降压药仍有争议,降压可影响脑血流量,造成脑组织低灌注或脑梗死,降压过快可导致心、肾缺血性梗死。但持续高血压可使脑水肿恶化。因此,应恰当地调整、稳定血压。当收缩压＞26.7 千帕、舒张压＞16.0 千帕时,应适度降压治疗,一般舒张压降至约 13.3 千帕水平较合理。急性期后可常规用药控制血压。

(三)脱水降颅压、消除脑水肿

脑出血后脑水肿约在 48 小时内达到高峰。脑水肿可使颅内压增高,严重者可导致脑疝,是脑出血的主要死亡原因。控制脑水肿是脑出血急性期治疗的重要环节。抬高头部 30°,及时应用高渗脱水药。目前临床首选 20％甘露醇,其他药物有七叶皂苷钠、呋塞米、10％血浆清蛋白、高渗葡萄糖等。

(四)手术治疗

宜在发病后 6～24 小时内进行,可挽救重症患者生命及促进神经功能恢复,预后与术前意识水平有关。常用手术方法有小脑减压术、开颅血肿清除术、钻孔扩大骨窗血肿清除术、钻孔微创颅内血肿清除术等。

四、救护要点

(一)病情观察

1. 意识状态:意识改变往往提示病情变化,应定时观察和判断意识情况。出现以下征象应警惕病情恶化:神志清醒转变为嗜睡状态;对疼痛反应趋向迟钝;原躁动不安突然转向安静昏睡或昏睡中出现鼻鼾声;在清醒状态下出现小便失禁。

2. 生命体征。

(1)体温:发病后出现低热,多为出血后被机体吸收所产生的吸收热;发病后数小时内即出现持续性高热,且应用抗生素及解热药物效果不佳,提示系丘脑下部体温调节中枢受损所致,为中枢性高热;发病早期体温正常,数日逐渐升高,常提示有合并感染。

(2)脉搏和心率:注意观察脉搏的速率、节律、强弱等。脉搏缓慢是颅内压增高的表现,脉搏增强提示血压升高,脉搏细弱有循环衰竭的趋势。

(3)呼吸:观察呼吸频率、节律和深浅等。脑桥、中脑受损时可出现中枢性过度呼吸,呼吸可加快至 $70\sim80$ 次/分;颅内压增高可导致脑疝而使呼吸减慢或突然停止;呼吸不规则或出现叹息样呼吸、潮式呼吸提示病情危重。

(4)血压:颅内压增高时常引起血压增高,特点是收缩压增高,而舒张压不增高或增高不明显。如果血压突然下降,提示循环衰竭或合并消化道出血,应立即通知医师。

3. 瞳孔:观察患者双侧瞳孔是否等大及对光反应的敏感度。双侧瞳孔大小不等,对光反应迟钝或消失,提示脑干损伤;双侧瞳孔缩小呈针尖样并伴有高热,是原发性脑桥出血特征之一;一侧瞳孔进行性散大伴对光反应消失,意识障碍加重,频繁呕吐,颈项强直,则提示小脑幕裂孔疝形成。应立即配合医师进行抢救。

4. 癫痫:脑出血可引起癫痫发作。注意观察抽搐发生的部位、次数、持续及间隔的时间、发作时有无大小便失禁及瞳孔对光反应是否存在等。

5. 并发症：及时预防、发现和治疗并发症对于挽救脑出血患者生命有积极的意义。出现咖啡样呕吐物，应注意上消化道出血的可能；两侧瞳孔大小不等、对光反应迟钝或消失、意识障碍程度逐渐加重，预示脑疝发生。咳嗽、咳痰、发热提示呼吸道感染。

6. 出入量的观察及记录：脑出血患者多应用脱水药降颅压，减轻脑水肿。因此，正确记录出入量尤为重要，可以及时反映患者的肾功能情况和脱水效果，为医师提供调整治疗方案的依据，防止过度脱水所引起的血容量不足、血压下降、电解质紊乱、肾功能损害等不良反应。

（二）防治再出血

急性期应绝对卧床休息 4～6 周，避免不必要的搬动或刺激，避免剧烈咳嗽和用力排便。便秘者可用开塞露软化大便。各种操作如吸痰、翻身、留置胃管应动作轻柔，防止剧烈咳嗽及喂食时的呛咳。谢绝亲友探访，以免因情绪波动引起血压和颅内压的波动。意识状况、生命体征、肢体活动等突然恶化，预示再出血的可能，应积极配合医师进行抢救。

（三）正确使用脱水药

1. 20％甘露醇 125～250 毫升静脉滴注，要求必须在 30 分钟内滴完，必要时加压滴入。有心血管疾病的老年人，特别是疑有心力衰竭者滴速不宜过快。

2. 静脉快速滴注甘露醇时，甘露醇的高渗作用会使血容量突然增加，血压升高，心脏负荷增加。因此，在静脉滴注过程中应严密观察心率、脉搏、呼吸、血压等。

3. 注意观察尿量及肾功能情况，防止急性肾衰竭的发生。定期检测电解质、肝肾功能，以免发生水、电解质紊乱及脏器衰竭。

4. 使用甘露醇期间，应经常更换注射部位，以免因经常刺激局部产生疼痛，甚至引起静脉炎。勤巡视病房，观察有无液体渗出，避免甘露醇渗出导致组织坏死。

5. 甘露醇遇冷易结晶,若有结晶须在温水中加温溶解冷却后使用。

(四)加强基础护理以预防并发症的发生

1. 肺部感染:保持室内空气流通。定时翻身、拍背、吸痰,及时清除口腔、呼吸道的分泌物。必要时给予超声雾化,以稀释痰液。

2. 消化道出血:多发生于出血后1～2周,也可在发病后数小时内大量呕血而致死亡。鼻饲者注意观察抽出的胃液有无咖啡色沉渣。对患者的呕吐物及大便应及时送检隐血。

3. 泌尿系感染:多见于女性和留置导尿管者。对尿失禁的患者应及时更换尿垫,保持会阴及床单的整洁和干燥。定时检查尿常规,必要时做中段尿培养。留置导尿者应做好导尿管的护理。

4. 压疮:定时翻身,骨突出部位应进行按摩,必要时使用气垫床。

（张文燕　叶　敏　张　钰　刘　芳）

第二节　脑梗死

一、概述

脑梗死(CI)是指由于各种原因所致局部脑组织血供中断而造成该部位脑组织缺血、缺氧进而软化坏死。引起脑梗死的基本原因是供应脑部血液的颅外或颅内动脉中发生闭塞性病变而未能建立及时、充分的侧支循环,使局部脑组织的代谢需要与可能得到的血液供应之间发生超过一定限度的供不应求现象所致。常见血液供应障碍的原因有血管病变(动脉粥样硬化、脑动脉炎症性改变等)、血液成分的改变(红细胞增多等)及血流动力学异常(脑血流量过低、血流速度过缓等)。一些全身性疾病如高血压、糖尿病可加速或加重脑动脉粥样硬化,亦与脑梗死的发生密切相关。80％

的脑梗死发生于颈内动脉,20％发生于椎-基底动脉系统。脑梗死占全部脑卒中的80％,致残率和复发率较高,严重危害中老年人的生命与健康。临床最常见的类型有脑血栓形成、脑栓塞、腔隙性脑梗死等。

二、病情判断

1. 脑血栓的形成。脑血栓的形成主要指脑动脉血管病变,特别是脑动脉粥样硬化使管腔狭窄或闭塞,进而引发血栓形成,造成脑局部供血区血流中断,发生脑组织缺血、缺氧、软化坏死,出现相应的神经系统症状和体征。脑血栓形成随年龄增加其发病率增高,65岁为1％,80岁为3％。其病死率为20％～30％,致残率为30％～50％,复发率为40％～50％。多发生于60岁以上老年人,约50％患者有短暂性脑缺血发作(TIA)病史。常在安静状态下发病,症状可在数小时至24小时内达到高峰。意识多无异常,当椎-基底动脉系统脑梗死或大脑半球较大区域的梗死影响间脑和脑干上行网状激活系统,可出现意识障碍。按症状和体征演变的进程可分为下列几种。

(1)完全性卒中。完全性卒中是指发病后神经功能缺失症状较重且完全,常于数小时内(<6小时)达到高峰。

(2)进展性卒中。进展性卒中是指发病后神经功能缺失症状在48小时内逐渐进展或呈阶梯式加重。

(3)可逆性缺血性神经功能缺失。可逆性缺血性神经功能缺失是指发病后神经功能缺失症状较轻,持续24小时以上,但可于3周内恢复。颈动脉系统脑血栓的共同点是一侧大脑半球受累,出现对侧中枢性偏瘫、面瘫和舌瘫,对侧感觉减退。椎-基底动脉系统脑血栓的共同特点是脑干和小脑受累,出现交叉性瘫痪、多数脑神经麻痹、交叉性感觉障碍和共济失调等症状。

2. 脑栓塞。脑栓塞是指脑动脉被异常的栓子阻塞,使脑动脉血流中断,脑组织发生缺血性坏死,出现相应的神经功能障碍。栓子以心脏附壁血栓和动脉硬化斑块脱落最多见(占90％),其次为脂肪、空气、癌栓、医源物体等。脑栓塞约占脑梗死的15％,其病死率为20％。多在活动中突然发病,无前驱症状,常在数秒或数十分钟内症状达高峰。少部分患者在几天内呈阶梯式进展恶化(反复栓塞所致)。脑栓塞主要表现为突发性神经功能障碍,与栓塞动脉供血区域相对应。栓子进入大脑中动脉,可出现偏瘫、失语。栓子进入大脑后动脉,可出现偏盲。脑内动脉主干闭塞可造成严重脑水肿,出现不同程度的意识障碍,严重者因颅内高压引起脑疝致死。

3. 腔隙性梗死。腔隙性梗死是指深部脑组织中出现小的腔隙病灶,为脑组织发生的小缺血性软化灶或出血灶,经巨噬细胞吞噬被吸收后遗留下来的小囊腔,绝大多数是由于小动脉闭塞所致的缺血性软化灶。腔隙性梗死的主要原因是高血压病,发病率为10％～27.8％,占急性缺血性卒中的25％。本病多见于70岁以上老年人,预后较好,但易再次发作。腔隙性梗死可隐袭性或突然性起病,无局灶体征,仅依据影像学检查发现。病前可有TIA表现,目前多认为在TIA持续时间超过1小时以上者应考虑本病。其临床表现取决于腔隙的位置,常见以下表现。

(1)纯运动性轻偏瘫(PMH):占腔隙性梗死的60％以上,表现为对侧中枢性面、舌瘫和肢体瘫痪,也可表现为单纯的面舌瘫或单肢瘫痪。

(2)纯感觉性卒中(PSS):典型的表现为丘脑性感觉障碍的特征,以头皮、鼻、舌、颈、躯干、阴部、肛门等按正中轴严格分为两半,表现为麻木、冷或热感、酸胀感、肿胀感、触电样感觉、针刺感等。

(3)感觉运动性卒中(SMS):表现为对侧头面部、躯干及上下肢感觉障碍及面、舌及上下肢体轻偏瘫。

(4)构音障碍及手笨拙综合征(DCHS):表现为较严重的构音障碍,同侧上肢尤其是手无力及精细运动障碍等共济失调,可有同侧锥体束征,无感觉障碍。

(5)共济失调性轻偏瘫(AH):表现为同侧肢体共济失调,对侧轻度无力。下肢重,足踝尤其明显;上肢轻,面部最轻。

三、辅助检查

(一)头颅 CT 及 MRI

发病 24～48 小时,CT 扫描显示梗死区低密度影,2～3 周可出现造影剂增强现象。CT 对脑梗死的检出率为 70%。发病 12 小时左右 MRI 显示病灶区呈长 T_1 和长 T_2 高信号,24 小时后清楚显示病灶及周围水肿呈长 T_1 和长 T_2 信号,MRI 对脑梗死的检出率高达 85%。

(二)脑脊液检查

脑脊液检查大多正常,大面积脑梗死者颅内压可增高,伴出血性梗死时脑脊液呈血性。

(三)超声心动图

超声心动图是评价心源性脑栓塞的主要根据之一,显示心瓣膜、心室壁及心腔内病变的情况。

(四)血液检查

血液检查可发现患者血糖、血脂增高。

(五)单光子断层扫描(SPECT)

SPECT 可在早期显示脑梗死的部位、程度和局部脑血流改变。

(六)脑血管造影

对于年轻的反复发作的腔隙性梗死者,应进行脑血管造影检查,如 DSA,以明确有无因脑血管畸形、动脉炎、脑底异常血管网等造成的梗死。

四、急救措施

(一)保持呼吸道通畅

意识障碍或脑干梗死患者由于口咽运动受损及保护性反射的消失,更容易出现通气障碍。给予持续血氧饱和度监测并使其维持在 95% 以上,如果血气分析或血氧饱和度监测提示有缺氧时应给予吸氧。

(二)溶栓治疗

起病 6 小时内进行早期溶栓治疗可使血管再通,恢复缺血半暗带区的供血及神经元功能,降低致残率和致死率。2003 年美国脑卒中协会在《急性缺血性脑卒中治疗指南》中推荐溶栓治疗给药途径有全身静脉给药和局部动脉给药两种。

1. 静脉溶栓治疗:治疗时间为发病 6 小时内,重组组织型纤溶酶原激活物(rt-PA)0.9 毫克/千克(最大 90 毫克),其中 10% 的剂量在 1 分钟内静脉推注,其余剂量加入液体内静脉滴注,滴注速度控制在 60 分钟内。

2. 动脉溶栓治疗:治疗时间为大脑中动脉闭塞 6 小时内,在数字减影血管造影引导或 X 线荧屏监视下自导管直接向栓子注射 rt-PA,首次剂量为 5 毫克,继以 1～2 毫克/分钟速度滴注,维持 20～30 分钟,总剂量为 10～80 毫克。

(三)控制血压

1. 低血压的调控:收缩压<12.0 千帕时,在给予胶体溶液提高血容量的基础上合理应用血管活性药物,如盐酸多巴胺,以保证脑血供和脑灌注。

2. 高血压的调控:发病早期血压可暂时性升高,有利于改善缺血区域的血流灌注,此时无须降压治疗。当收缩压>29.3 千帕和(或)舒张压>16.0 千帕时,应给予及时处理。常选用的药物有硝苯地平 5～10 毫克,口服或鼻胃管给药。

(四)控制颅内压

脑梗死急性期(1 周内)死亡的主要原因是严重的脑水肿。脑水肿通常在发病的第 3～5 日达到高峰。此时,控制颅内压和预防脑疝的发生最为重要。

1. 过度通气:过度通气通过改变脑脊液 pH 而使血管收缩,脑血流下降,从而降低颅内压,是降低颅内压及治疗急性脑疝快速而有效的方法。但它的作用效果在几个小时内就会减弱,因此,只能用于暂时性控制颅内压。

2. 渗透疗法:渗透性脱水药为目前控制颅内压增高一线药物。首选20%甘露醇250毫升快速滴注(30分钟内),每隔6小时可重复用药,甘露醇能逆转脑疝的临床症状,并限制神经功能恶化的进展。其他药物有甘油果糖、呋塞米等。

3. 低温疗法:低体温能够降低脑代谢,从而降低脑血流量及颅内压。低温治疗应使体温维持在(32±1)℃并持续48~72小时。

4. 手术治疗:当对大面积脑梗死伴严重脑水肿及临床症状进行性加重的患者给予药物降颅内压治疗效果不理想时,可行手术治疗,如单侧去骨瓣减压。

(五)抗凝治疗

1. 阿司匹林具有抗血小板凝集的作用,服用后能显著减少复发率和病死率,已被广泛地应用于缺血性脑血管病的治疗。急性脑梗死非溶栓患者应在48小时内予以阿司匹林300毫克/日,溶栓患者应在24小时后予以阿司匹林,300毫克/日,连续给药14日,14日后改为40~80毫克/日长期维持。

2. 那屈肝素钙(速避凝)为低分子肝素,具有快速和持续的抗血栓形成作用。常用剂量为0.4~0.6毫升(0.6毫升/支),行皮下注射。注射部位常选择腹壁前外侧,左右交替。

(六)神经保护药的应用

脑梗死早期使用神经保护药,具有减少神经细胞坏死、延缓神经细胞生存、促进神经细胞恢复等作用。

1. 尼莫地平为钙通道拮抗药,在脑梗死早期使用尼莫地平可明显地缩小脑缺血损害的范围,减轻脑水肿的程度。常规剂量为20~40毫克,每日3次。重症患者1毫克/小时静脉泵入,连续7至14日。

2. 神经营养增强药能促进脑细胞的氧化、还原,调节神经细胞的代谢、兴奋受抑制的中枢神经,促进损伤神经元的修复再生。常用的药物有脑活素、甲氯芬酯(氯酯醒)、胞磷胆碱(胞二磷胆碱)、吡拉西坦(脑复康)、尼麦角林(脑通)、甲磺酸阿苯三嗪萝巴新(都可喜)等。

五、救护要点

(一)一般护理

1. 安静:卧床休息尽量减少探视和不必要的搬动,以降低脑代谢。

2. 饮食:补充营养。发病 48 小时内暂时禁食,给予静脉输液维持营养或鼻饲,以维持营养及水、电解质和酸碱平衡。对能自行进食的患者,给予高蛋白、高维生素、低盐、低脂、富含纤维素的饮食。喂食面肌麻痹的患者时应将食物送至其口腔健侧近舌根处。

3. 吸氧:脑梗死患者存在不同程度的脑缺氧,可使脑组织进一步受损。给予持续 2～4 升/分的氧气吸入。及时予以吸痰,必要时行气管插管或气管切开。

(二)密切观察病情变化

1. 生命体征的观察:给予持续心电监护,密切观察呼吸、血压、脉搏、体温等的变化,以便及时发现脑疝、新发生栓塞和心血管功能的变化。脑梗死后出现发热者其致残率及病死率均较高,应严密监测体温变化,如发热应立即报告医师采取相应措施,尽力将体温降至正常。

2. 出入量的观察:做好出入量的观察及记录,限制液体的摄入量,以防脑水肿加剧。

(三)溶栓治疗的护理

溶栓治疗早期症状性或致命性颅内出血的发生率为 60%。严格掌握药物的剂量,定时监测出血和凝血时间,严密观察皮肤、黏膜、大便等变化。溶栓治疗 24 小时内,每 15～30 分钟监测血压 1 次,24 小时后每 1 小时监测血压 1 次。如患者再次出现偏瘫、原有症状加重或出现剧烈头痛、恶心、呕吐、血压增高等症状,应考虑是否梗死灶扩大或并发脑出血等,且暂停用药,急查头颅 CT 以确诊。

（四）预防并发症的护理

1. 肺部感染。

（1）保持室内空气流通，减少探视。

（2）保持呼吸道通畅。定时翻身、叩背、咳痰。叩背即空握掌心，拍打患者背部，从肺底处逐渐向上，使小气管受到震动，淤积的痰液脱离管壁汇集到大气管，便于气道蓄积的分泌物排出。

（3）喂食时取半卧位，速度不宜过快，温度在 40℃ 左右，以免冷、热刺激而致胃痉挛造成呕吐。

2. 压疮：肢体瘫痪的卧床患者，使用气垫床以达到整体减压的目的。骨骼隆突而受压处放气垫圈。定时翻身、按摩受压部位，保持床单位平整干燥。

3. 下肢静脉血栓：下肢静脉血栓是急性缺血性脑卒中的常见并发症之一。其后遗症可致残，使患者丧失劳动能力，严重者栓子脱落可造成肺栓塞致猝死。抬高下肢 $20° \sim 30°$，下肢远端高于近端。指导患者在床上主动屈伸下肢做跖屈、背屈运动，内、外翻运动以及足踝的"环转"运动。减少在下肢输血、输液。

4. 泌尿系感染：对排尿困难的患者应尽可能避免导尿，可用诱导或按摩膀胱区的方法以助患者排尿。男性尿失禁患者可用阴茎套连接引流尿袋。女性尿失禁患者，急性期内短期应用导尿管可明显增加患者的舒适感和减少压疮发生的机会。留置导尿管期间应每日进行会阴部护理，定时查尿常规，必要时做尿培养。

（五）加强心理护理

脑梗死致残率高达 $72.5\% \sim 75\%$，许多患者对自身出现的功能障碍表现出焦虑情绪，应予以足够的心理支持，关心鼓励患者，及早进行功能训练或物理治疗，发挥家庭和社会支持系统的作用。

（张文燕　许庆超　张玉虹　于　佳）

第三节 蛛网膜下隙出血

蛛网膜下隙出血是指脑表面血管破裂后,血液流入蛛网膜下腔引起相应的临床症状的一种脑卒中,又称为原发性蛛网膜下隙出血。

一、评估

(一)一般评估
检查及治疗经过,生命体征和心理社会状况。

(二)专科评估
病因、诱因、瞳孔、意识状态、头痛程度、颈项强直等。

二、护理要点

(一)一般护理
1. 活动与休息。

(1)蛛网膜下隙出血的患者应绝对卧床休息4～6周,告诉患者及家属绝对卧床休息的重要性。为患者提供安静、安全、舒适的休养环境,控制探视,避免不良的声、光刺激,各项治疗和护理活动应集中进行。

(2)如经治疗护理1个月左右,患者症状好转,经头部CT检查证实血液基本吸收或经脑血管造影检查无颅内血管病变者,可遵医嘱逐渐抬高床头,取床上坐位、下床站立和适当活动。

2. 避免诱因:告诉患者及家属容易诱发再出血的各种因素,指导患者与医护人员密切配合,避免精神紧张、情绪波动、用力排便、屏气、剧烈咳嗽及血压过高等。如有便秘,可给予缓泻药;血压过高,可遵医嘱降压;患者烦躁,可给予镇静处理。

(二)病情观察
蛛网膜下隙出血再发率较高,以5～11日为高峰,81%发生在首次出血后1个月内,颅内动脉瘤初次出血后24小时内再出血率最高,2周时再发率累计为19%。再出血的临床特点:首次出血后病情稳定、好转的情况下,突然首次出现剧烈头痛、恶心呕吐、意识障碍加重、原有局灶症状和特征重新出现等。应密切观察病情变化,发现异常及时报告医生处理。

(三)用药护理

遵医嘱使用甘露醇等脱水药治疗时应快速静脉滴注,必要时记录24小时尿量;使用尼莫地平等缓解脑血管痉挛的药物时可能出现皮肤发红、多汗、心动过缓或过速、胃肠不适等反应,应适当控制输液速度,密切观察有无不良反应发生。

(四)心理护理

指导患者了解疾病的过程与预后及脑血管造影检查的目的与安全性等相关知识。头痛是因为出血、脑水肿致颅内压增高,血液刺激脑膜或脑血管痉挛所致,随着出血停止、血肿吸收,头痛会逐渐缓解。脑血管造影检查的主要目的是为了明确病因,为能彻底解除再出血的潜在隐患做准备,是一项比较安全的检查措施,目前临床应用广泛。应指导患者消除紧张、恐惧、焦虑的心理,增强战胜疾病的信心,配合治疗和检查。

三、健康教育

1. 建议患者改善饮食结构,保持清淡、多食蔬菜水果、勿过饱等良好习惯,规劝其戒烟、酒。

2. 指导患者保持情绪稳定和心态平衡,避免过分喜悦、愤怒、焦虑、悲伤等不良心理和惊吓等刺激。建立健康的生活方式,保证充足的睡眠,适当运动,避免体力或脑力劳动的过度劳累或突然用力过猛。

3. 蛛网膜下隙出血患者一般在首次出血3周后进行脑血管造影检查,告知脑血管造影检查的相关知识,指导患者积极配合。如已明确病因,应尽早手术,解除隐患或危险。

4. 指导家属应关心、体贴患者,为其创造良好的休养环境,督促尽早检查和手术,发现再出血征象及时就诊。

(冯 英 贾圣杰 张宗良 贾世冉)

第四节 短暂性脑缺血发作

短暂性脑缺血发作(TIA)是由于脑动脉狭窄、闭塞或血流动力学异常而导致的短暂性、反复发作性脑局部组织的血液供应不足,使该动脉所支配的脑组织发生缺血性损伤,表现出相应的神经功能障碍。典型的临床表现症状可持续数分钟至数小时,可反复发作,但在 24 小时内完全恢复,不遗留任何后遗症。但有部分可发展为完全性卒中,因此,应早期诊断治疗。可分为颈内动脉系统及椎-基底动脉系统 TIA。椎-基底动脉系统 TIA 可发生短暂的意识障碍。

一、评估

(一)一般评估

一般评估应包括生命体征、神志、皮肤、个人既往病史情况以及患者营养进食情况。

(二)专科评估

专科评估包括感知觉改变、躯体运动功能障碍、四肢肌力情况及起病时间、前驱症状。

二、护理要点

(一)评估患者的感知觉改变,并制定相应的护理措施

1. 床头交接班,检查患者感觉障碍侧的肢体活动及皮肤情况。

2. 做好安全管理,特别是防止烫伤、扭伤、压伤、撞伤等健康教育。

3. 由于患者有视觉障碍,特别是偏盲,所以病房环境应简洁整齐,物品放置规范,生活用品放在患者视觉范围内(训练时除外)。

4. 发作时应做好肢体功能位的放置。

（二）评估患者受累侧上下肢体的肌力，并制定相应的护理措施

1. 肌力在 0～2 级时，给予加强巡视，做好肢体的康复训练。

2. 肌力在 3～4 级时，给予二级护理，扶持活动，主动康复训练。做好防止摔伤的健康教育。

（三）评估患者营养状况、进食情况

1. TIA 频繁发作，影响患者进食。面舌肌肉瘫痪、吞咽困难的患者，护士应加强饮食指导，选择营养丰富、软烂、团状或糊状食物，保证患者的营养摄入，防止误吸。

2. 康复训练：面舌肌的协调运动、吞咽功能的训练。

（四）评估失语的类型，制定有效沟通措施

1. 建立和谐的护患关系，取得患者的配合。

2. 对于感觉性失语的患者应采用简单语言进行沟通，患者仍不能理解时护理人员应使用统一形体语言表达方法，如鼓励患者要面带微笑说"很好……真棒"的同时竖起拇指，以帮助理解。

3. 对运动性失语的患者可采用示范、卡片、实物等方法给予帮助。

（五）猝倒发作的护理

1. 预防护理：根据患者 TIA 发作频次、时间等制定保护措施。发作频繁者应限制其活动，给予卧床。必要时给予陪护，并向陪护人员讲解预防摔伤的相关知识。

2. 发作时的护理：密切观察发作时的临床表现，有无意识障碍等症状；立即给予吸氧。

3. 发作后的护理：检查患者有无摔伤、骨折，必要时行 X 线片、CT 等检查。

（六）并发症的护理

当出现饮水呛咳或吞咽困难时，应做好以下护理。

1. 正确选择食物的种类、进食的方式、餐具等。

2. 做好环境的管理，提供安静的环境，避免打扰患者，分散注意力。

3. 选择坐位及半坐卧位,提供充足的进餐时间。

4. 正确评估一口量。

5. 食物直接放在舌体后部、健侧。

6. 切忌进食圆状、表面光滑的大块食品。

7. 床旁备好吸引装置。

（七）密切观察药物的作用与不良反应

1. 监测出、凝血指标。

2. 观察皮肤、黏膜、牙龈等部位有无出血。

3. 观察药物的治疗作用,正确执行抗凝药物医嘱。

三、健康教育

1. 积极治疗基础病,如动脉粥样硬化、高脂血症、高血糖、高血压、颈椎病。有针对性地采取措施,尽量减少危险因素的损害。血压控制不可太低,以免影响脑组织供血供氧。

2. 做好出院指导,特别是预防再次发作的相关知识,最重要的是向患者宣讲 TIA 发作时的各种临床表现,一旦有症状应立即就诊。

3. 药物指导。指导患者正确遵医嘱规律服药,不得擅自增减药物,并注意观察药物的不良反应。当发现皮肤有出血点、牙龈出血等,应及时就诊。

4. 服用抗凝药物及抗血小板聚集药物,定期复查凝血四项。

5. 饮食指导。饮食结构合理,低盐、低脂、高纤维饮食等,增加植物蛋白、单纯不饱和脂肪酸的摄入,多食水果和蔬菜,戒除烟酒等不良嗜好。

6. 适当运动。活动中避免劳累,运动方式应适宜,起坐、转身要慢,防止摔伤。

7. 定期复查。定期到医院复查血压、血脂、血糖情况,医生根据检查情况调整药物剂量。

（冯　英　李建华　刘艳菲　薛燕飞）

第五节　颅内动脉瘤

颅内动脉瘤是由于局部血管异常改变产生的脑血管瘤样突起,是一种神经外科常见的脑血管疾病,多发生于脑底动脉环的动脉分支或分叉部,该处常有先天性肌层缺陷,主要见于成年人(30~60岁),青年人较少。

动脉瘤破裂出血死亡率很高,初次出血死亡率为15%,再次出血死亡率为40%~65%,再次出血最多出现在7日之内。

一、病因

目前认为主要与以下因素有关:

1. 感染因素。
2. 先天性因素。
3. 动脉硬化。
4. 其他:如创伤、肿瘤、颅内合并动静脉畸形。

二、病理

组织学检查发现动脉瘤仅存一层内膜,缺乏中层平滑肌组织,弹性纤维断裂或消失。瘤壁内有炎性细胞浸润。动脉瘤为囊性,呈球形或浆果状,外观紫红色,瘤壁极薄,98%的动脉瘤出血位于瘤顶。破裂的动脉瘤周围被血肿包裹,瘤顶破口处与周围组织粘连。

三、诊断要点

(一)临床表现

1. **颅内出血**:表现为突发头疼、呕吐、意识障碍、癫痫样发作及脑膜刺激征。

2. **局灶体征**:巨大动脉瘤常产生压迫症状,可出现偏瘫、动眼神经麻痹及梗阻性脑积水。

3. 脑缺血及脑血管痉挛：脑血管痉挛是颅内动脉瘤破裂后造成脑缺血的重要原因，患者可出现不同程度的神经功能障碍、偏瘫、失语、深浅感觉减退、失明、精神症状等。

（二）辅助检查

1. CT：可明确有无蛛网膜下隙出血（SAH），是确诊 SAH 的首选。

2. 腰穿：腰椎穿刺可能诱发动脉瘤破裂出血，故不再作为确诊 SAH 的首选。

3. MRI：可初步了解动脉瘤的大小及位置。

4. 脑血管造影：脑血管造影是确诊颅内动脉瘤的金标准，对判明动脉瘤的准确位置、形态、内径、数目、血管痉挛和确定手术方案都十分重要。

5. 其他：经颅多普勒超声（TCD）、磁共振血管成像（MRA）、CT 血管造影（CTA）等。

四、治疗

（一）非手术治疗

1. 绝对卧床休息，抬高床头 30°。

2. 止血。

3. 降低颅内压。

4. 控制血压，预防和减少动脉瘤再次出血。

5. 控制及预防癫痫的发作。

6. 镇静镇痛。

7. 保持大便通畅。

8. 脑血管痉挛的防治。

（1）3H 治疗：扩容、升压、血液稀释。

（2）钙离子拮抗剂：使用尼莫地平，注意输入速度。

（3）一氧化氮：它能拮抗内皮素，而内皮素是脑血管痉挛和延迟性脑缺血的主要原因。

（4）重组组织纤维蛋白酶原激活剂。

（二）手术治疗

1. 开颅夹闭术：开颅夹闭动脉瘤颈是最理想的方法，为首选。

2. 血管内栓塞术。

3. 孤立术（侧支循环充分时采用）等。

五、护理

（一）主要护理问题

1. 舒适的改变与疼痛有关。

2. 焦虑/恐惧与患者对疾病的恐惧、担心预后有关。

3. 知识缺乏：缺乏疾病相关知识。

4. 潜在并发症：颅内再出血、感染。

（二）护理目标

1. 患者疼痛减轻，主诉不适感减轻或消失。

2. 患者焦虑/恐惧程度减轻，配合治疗及护理。

3. 患者及其家属了解相关知识。

4. 术后未发生相关并发症或并发症发生后能得到及时治疗与处理。

（三）护理措施

1. 术前护理措施。

（1）心理护理：①向患者或其家属解释手术的必要性、手术方式、注意事项。②鼓励患者表达自身的感受。③对个体情况进行有针对性的心理护理。④鼓励患者家属和朋友给予患者关心和支持。

（2）营养护理：①根据情况给予高蛋白、高维生素、低脂肪、清淡易消化食物。②不能进食者遵医嘱静脉补充热量或行管喂。③针对患者的具体情况，如合并糖尿病、心功能不全、肾功能不全，给予相应的饮食。

（3）胃肠道准备：术前8小时禁食禁饮。

（4）病情观察及护理：①观察并记录患者血压情况。②观察患者意识、瞳孔、生命体征、尿量和肢体活动情况。③昏迷患者注意观察皮肤状况并加强护理。④绝对卧床休息,保持病室安静,减少探视,尽量减少不良的声、光刺激。⑤避免各种不良刺激,如用力排便、咳嗽、情绪激动、烦躁易引起再出血的诱因。⑥保持大便通畅;保证充分的睡眠和休息;保持情绪稳定。⑦脑血管造影后的护理,严密观察股动脉伤口敷料情况;拔管后按压局部伤口 4～6 小时,先用手压 2 小时,再用沙袋压 4 小时,压力要适度,以不影响下肢血液循环为宜;或者用动脉压迫器压迫穿刺点,2 小时后逆时针松解一圈,再压迫 6 小时后拔除压迫器;密切观察双侧足背动脉搏动、体温及末梢血运情况,嘱患者穿刺侧肢体伸直,24 小时制动,不可弯曲。

(5)术前常规准备:①术前进行抗生素皮试,术晨遵医嘱带入术中用药。②协助完善相关术前检查:心电图、B 超、出凝血试验等。③术晨更换清洁病员服。④术晨备皮:术前 2 小时剃头。⑤术晨建立静脉通道。⑥术晨与手术室人员进行患者、药物核对后,送入手术室。⑦麻醉后置尿管。

2. 术后护理措施。

(1)全麻术后护理常规:①了解麻醉和手术方式、术中情况、切口和引流情况。②持续低流量吸氧。③持续心电监护。④床档保护防坠床。⑤严密监测生命体征。

(2)伤口观察及护理:观察伤口有无渗血渗液,应及时通知医生并更换敷料。

(3)各管道观察及护理:①输液管保持通畅,留置针妥善固定,观察穿刺部位皮肤有无红肿。②尿管按照尿管护理常规进行,一般术后第 2 日可拔除尿管,拔管后注意观察患者自行排尿情况。③创腔、硬膜外、硬膜下、皮下、脑室、腰穿持续引流等引流管参照引流管护理相关要求。

(4)疼痛护理:①评估患者疼痛情况:伤口、颅内高压。②遵医嘱给予镇痛药物或降压药物。③提供安静舒适的环境。

(5)基础护理:做好口腔护理、尿管护理、定时翻身、雾化、患者清洁等工作。

（6）神经外科引流管护理：①保持通畅：勿折叠、扭曲、压迫管道。②妥善固定：颅内引流管与外接引流瓶或引流袋接头应连接牢固，外用纱布包裹，用胶布分别将纱布两端与引流管固定，避免纱布滑落；躁动患者在征得家属同意后适当约束四肢；告知患者及家属引流管的重要性，切勿自行拔出；根据引流管的种类和安置目的调整放置高度；引流管不慎脱出，应检查引流管头端是否完整拔出，并立即通知主管医生处理。③观察并记录：严密观察引流液性状、颜色、量；正常情况下，手术后1～2日引流液为淡血性液，颜色逐渐变淡，若引流出大量新鲜血液或术后血性液逐渐加深，常提示有出血，应通知医生积极处理；引流量过少应考虑引流管阻塞的可能，采用自近端向远端轻轻挤压、旋转引流管方向、适当降低引流管高度等方法进行处理；采用以上方法处理后引流管仍未通畅时，应严密观察患者意识或瞳孔变化，警惕颅内再出血的发生；观察患者伤口敷料情况。④拔管：根据引流量的多少、引流液的颜色、颅内压、引流目的等考虑拔管时间。

（7）饮食护理：术后患者清醒后当天禁食，第2日可进半流质饮食，以后逐渐过渡到普食；昏迷患者则于第2日安置保留胃管，给予管喂流质饮食。饮食以高蛋白、高维生素、低糖、清淡易消化的食物为宜。

（8）体位与活动：患者清醒后抬高床头30°，能改善颈静脉回流和降低颅内压。头部应处于中间位，避免转向两侧。患者术后活动应循序渐进，首先在床上坐，然后在床边坐，再在陪护搀扶下下地活动，避免突然改变体位引起脑部供血不足导致头晕或昏倒。

（9）健康宣教：①饮食：清淡易消化饮食。②复查：3个月后复查。③功能锻炼：肢体瘫痪者，保持肢体功能位，由被动锻炼到主动锻炼；失语者，教患者锻炼发音，由简单的字到词组，再到简单的句子。④自我保健：保持稳定的情绪；保持大便通畅；保持良好的生活习惯、活动规律、睡眠充足、劳逸结合等。⑤心理护理：根据患者不同的心理情况进行不同的心理护理。

（四）并发症的处理及护理

1. 术后颅内出血：患者意识加深，双瞳不等大，引流液颜色逐渐加深，伤口敷料有新鲜血液渗出，神经功能废损加重。保守治疗：使用脱水药、止血药，保守治疗无效者应及时行再次手术。

2. 脑血管痉挛：意识加深，神经废损功能加重。使用钙离子拮抗剂：如尼莫同；行 3H 疗法：扩容、升压、血液稀释。

3. 颅内感染：术后 3 日体温持续性高热，腰穿脑脊液白细胞升高，脑膜刺激征阳性。进行药敏试验，调整抗生素使用，行物理降温，持续腰穿引流脑脊液。

（柳国芳　周　蒙　张文翠　苗　艳）

第六节　脑动静脉畸形

一、概述

脑动静脉畸形（AVM）是一种胚胎时期发育异常所致的先天性血管畸形，病变部位脑动脉与静脉之间缺乏毛细血管，致动脉与静脉直接相通，形成短路，产生一系列脑血流动力学紊乱。AVM 是出血性脑血管病的主要类型之一，通常以癫痫、脑内或蛛网膜下隙出血、盗血以及头痛发病。

二、临床表现

脑动静脉畸形通常以出血或癫痫发病，伴或不伴有头痛、颅内杂音及进行性神经系统功能障碍。

1. 出血：50％以上的 AVM 患者以颅内出血为首发症状，表现为头痛、呕吐、严重者意识丧失，颈项强直。

2. 癫痫：癫痫是 AVM 最为常见的症状，可发生在出血前或出血后，也可发生在出血时，顶叶发生频率最高，其次为额叶和颞叶，再次为枕叶,大脑深部和颅后窝 AVM 很少发生癫痫。

3. 头痛:较为常见,头痛性质可为偏头痛、局限性头痛或全头痛,无明显定位意义。如出血大量时,可出现剧烈头痛、呕吐,甚至出现意识障碍。

4. 神经系统功能障碍:部分患者可出现一过性或进行性神经功能障碍,可表现为肢体麻木或无力、偏盲、失语、共济失调等。

5. 其他症状:精神症状、眼球突出、颅内血管杂音。

6. 辅助检查。

(1)DSA 是诊断脑血管畸形的金标准。

(2)MRI 和 MRA,MRI 诊断脑 AVM 的正确率几乎可达到 100%。

(3)头颅 CT 扫描。

(4)利用 TCD 技术,不仅可以检测脑 AVM 的血流方向,还可检测到有无盗血现象。

三、治疗原则

1. 血管内栓塞治疗。

2. 手术治疗。

(1)供血动脉结扎术。

(2)动静脉畸形切除术。

3. 立体定向放射外科治疗,使病灶缩小后再考虑手术切除。

四、护理评估

了解患者主要症状及症状出现时间、诱发因素;评估神经功能障碍程度及自理程度。

五、护理要点及措施

1. 术前护理。

(1)倾听主诉,了解病史及畸形发病特点,是以癫痫发病还是以脑出血发病。

(2)按癫痫护理常规,床旁备地西泮,按时服用抗癫痫药物,大发作时防止受伤,观察记录意识瞳孔变化及发作情况。

(3)已出血发病者,应观察其意识及瞳孔变化,遵医嘱给予止血、脱水等治疗。头痛者,应观察记录其头痛性质,遵医嘱对症处理。

(4)心理护理:针对患者及其家属不同心理反应予以心理疏导和心理支持,提供疾病相关读物以减轻患者及家属的焦虑情绪。指导患者学会放松的方法,避免情绪过于波动,防止因情绪的大起大落而致脑出血的发生。

(5)饮食护理:指导患者进食低盐、低脂、低胆固醇、富含纤维素饮食,保证营养供给,防止便秘。

(6)了解患者基础血压情况,定时监测血压,遵医嘱服用降压药物,防止因血压过高引起脑出血。

2. 术后护理。

(1)按神经外科术后护理常规。

(2)体位:开颅全身麻醉手术患者术后返回病房,麻醉清醒后去枕平卧 6 小时后取头高位,抬高床头 15°～30°;介入手术后平卧,术肢保持伸直位。

(3)严密观察患者的意识、瞳孔、生命体征及肢体活动变化并做好记录。密切监测血压,遵医嘱准确给药,维持血压稳定并避免不良刺激;严密观察神经系统症状,及时发现脑水肿症状,避免发生正常灌注压突破综合征;对于有肢体功能障碍的患者应给予正确的功能锻炼,病情允许时应及早进行康复训练。

(4)按医嘱定时输入脱水药物,脑室引流者保持引流通畅,保持血压在基础血压下限,防止正常灌注压突破综合征发生。

(5)饮食:开颅全麻患者返回病房后禁食、水 24 小时,介入治疗局麻患者返回病房后即可饮水及进食,饮食宜清淡易消化,避免进食过于刺激的食物。

六、健康教育

1. 向患者讲解动、静脉畸形出血的诱发因素,避免诱发再次出血。保持乐观心态,避免情绪波动。

2. 指导正确服用抗癫痫、抗缺血、神经功能修复等药物,切勿漏服及擅自停药。

3. 鼓励患者坚持进行康复训练,无功能障碍或轻度功能障碍的患者应尽量从事一些力所能及的工作,避免患者角色的强化,尽早回归社会。

4. 教会患者及其家属血压自我监测方法,减少再出血诱发因素。

5. 告知患者若再次出现头痛、呕吐、神经功能障碍等症状,应及时就诊,无症状者3~6个月后复查。

(柳国芳　范　萍　王佳佳　孙荣芳)

第三章 呼吸系统疾病护理

第一节 肺 炎

肺炎是指肺实质(包括终末气道、肺泡腔和肺间质等)的炎症,由病原菌、理化因素、过敏因素等引起,是呼吸系统的常见病。肺炎链球菌引起的急性肺炎的临床特点为突发的寒战、高热、胸痛、咳嗽和铁锈色痰。

一、护理评估

1. 气体交换受损与肺部感染、胸腔积液等导致的呼吸面积减少有关。

2. 体温过高与细菌引起的肺部感染有关。

3. 疼痛与炎症累及胸膜有关。

4. 清理呼吸道低效与痰液黏稠、咳嗽无力有关。

5. 潜在并发症:感染性休克。

6. 知识缺乏与缺乏肺炎的预防保健知识有关。

二、护理措施

(一)环境要求

环境清洁安静,阳光充足,空气清新。室内通风每日 2 次,每次 15～30 分钟,避免患者直接吹风,以免受凉,室温保持在 18℃～20℃,相对湿度以 55％～60％为宜,防止因空气干燥,气管纤毛运动降低,致使痰液更不易被咳出。

(二)休息与活动

急性期患者应卧床休息,以减少组织氧的消耗,促进机体组织恢复,病情缓解后逐渐增加机体活动量,以活动后不感心悸、气急、劳累为原则。

(三)饮食护理

给予患者清淡易消化的高热量、高维生素、高蛋白或半流质饮食,鼓励其多饮水,每日 1 000～2 000 毫升,以补充液体,稀释痰液。

(四)心理护理

由于起病急、病情重,患者及其家属往往无思想准备,因而常表现为焦躁不安,病情危重者甚至表现为恐惧。应多与患者主动沟通,鼓励其说出心里的感受,给予其关心和尊重;操作时应沉着冷静,给患者以安全感和信任感,从而减轻患者的焦虑和烦躁。

(五)高热护理

1. 观察病情:观察体温、脉搏、呼吸、血压的变化情况,尤其是儿童、老年人、久病体弱者。

2. 保暖:寒战时可用空调、热水袋、被褥保暖。用热水袋时应避免烫伤。遵医嘱使用异丙嗪及地塞米松等抗过敏药物。

3. 降温护理:高热时可进行物理降温,如酒精擦浴、冰袋(冰帽)冷敷或遵医嘱给小剂量退热药降温。在降温过程中应注意观察体温和出汗情况,儿童注意防止惊厥,过度出汗应及时补充水分以防脱水。

4. 及时补充营养及水分:发热时机体分解代谢增加,糖、脂肪、蛋白质大量消耗,患者消化吸收功能降低,宜给予高热量、易消化的流食或半流食。鼓励患者多饮水,失水明显或暂不能进食者遵医嘱静脉补液,不宜过快,尤其是老年人和有心脏疾病的患者,以防肺水肿。

5. 口腔清洁:高热时唾液分泌减少,口腔黏膜干燥,同时机体抵抗力下降,易引起口腔干裂、口唇疱疹、口腔溃疡等,应在餐后、睡前进行口腔清洁,保持口腔湿润、舒适。

6. 皮肤清洁:协助大量出汗的患者进行温水擦浴,及时更换衣服和被褥,并注意保持皮肤的清洁、干燥。

(六)促进排痰

采取有效的咳嗽、翻身、拍背、雾化吸入,遵医嘱予祛痰剂等方法促进排痰。

(七)改善呼吸

对有低氧血症的患者应给予氧气吸入,以提高血氧饱和度,纠正缺氧,改善呼吸困难。

(八)胸痛的护理

评估疼痛的部位、性质、程度等。患者胸痛常随呼吸、咳嗽而加重,可采取患侧卧位或用多头带固定患侧胸廓以减轻疼痛,必要时遵医嘱给予止痛药。

(九)用药的护理

抗感染治疗是肺炎最主要的治疗环节,遵医嘱早期、足量应用有效的抗感染药物,并注意观察疗效及不良反应。

(十)重症肺炎出现中毒性休克

1. 严密观察病情,及早发现休克征象,及时抢救。

2. 迅速给予高流量吸氧,改善组织缺氧状态,注意保暖和安全。

3. 尽快建立 2 条静脉通道,保持通畅,遵医嘱给予扩容剂、糖皮质激素、抗生素、碳酸氢钠溶液、血管活性药物,以维持有效血容量、恢复组织灌注、改善微循环功能、控制感染,注意防止液体溢出血管外引起局部组织坏死和影响疗效。

4. 密切监测患者血压、脉搏、呼吸、体温、意识、尿量、皮肤、黏膜的变化,判断病情转归。

(十一)健康指导

1. 预防指导:向患者宣传肺炎的基本知识,告知其病因及诱因,患者应避免受凉、淋雨、吸烟、酗酒及过度劳累。

2. 生活指导:指导患者摄入足够的营养物质,情绪稳定,生活规律,充分休息,劳逸结合,适当锻炼,增强体质。

3. 用药指导:告知肺炎治疗药物的疗效、用法、疗程、不良反应,指导患者遵医嘱按时服药,防止自行停药或减量,定期随访。

(张　璐　王艳姣　胡瑞静　于文娜)

第二节　慢性肺源性心脏病

慢性肺源性心脏病简称肺心病,是由支气管-肺组织、肺血管或胸廓的慢性病变引起肺组织结构和(或)功能异常,导致肺血管阻力增加,肺动脉压力增高,使右心室扩张和(或)肥厚,伴或不伴右心功能衰竭的心脏病。40岁以上发病多见,随年龄增长患病率增高,好发于冬季和春季。引起肺心病的因素以慢性阻塞性肺疾病多见,占80%~90%,其次有支气管哮喘、支气管扩张、重症肺结核等气管和肺部疾病。

一、主要护理问题

1. 气体交换受损:与肺组织弹性减低、通气功能障碍有关。

2. 清理呼吸道无效:与气道感染、痰液多而黏稠、排痰不畅、无力咳嗽有关。

3. 活动无耐力:与缺氧、疲乏有关。

4. 体液过多:与心肌收缩力下降,心排出量减少导致水潴留有关。

5. 潜在并发症:呼吸衰竭、心力衰竭、肺性脑病、消化道出血、心律失常等。

6. 焦虑:与本病病程长、反复发作、迁延不愈有关。

7. 知识缺乏:与缺乏肺源性心脏病的预防保健知识有关。

二、护理措施

(一)休息与活动

心肺功能失代偿期应绝对卧床休息,可选择舒适的坐位或半坐位,减轻心脏的负荷,有利于心脏功能的恢复,从而缓解症状。卧床期间指导患者在床上进行缓慢、重复的肌肉松弛活动,如腓肠肌的收缩与放松。缓解期应鼓励患者进行适当的腹式呼吸、缩唇呼吸等呼吸功能锻炼。对有肺性脑病先兆者,用床档或其他机械约束肢体,必要时请专人护理。

(二)饮食护理

给予高纤维素、易消化、不产气、清淡的饮食,若患者有明显水肿、腹水或少尿,应限制钠水摄入,每日的钠盐摄入量应少于 3 克,水摄入量应少于 1 500 毫升,增加蛋白质的摄入,碳水化合物应控制在总热量的 60％以下,尽量少食多餐,输液时应根据病情控制输液量及速度。

(三)病情观察

观察呼吸的频率、节律;观察患者有无发绀,是否烦躁、失眠甚至出现定向障碍;监测血气分析,尤其是动脉血氧分压和二氧化碳分压;监测血压、心率、尿量,记录 24 小时出入量、电解质检查结果,有心力衰竭者应了解体重、皮肤水肿和盐的摄入情况。

(四)吸氧护理

根据缺氧和二氧化碳潴留的程度不同,合理用氧,一般给予持续低流量、低浓度吸氧,氧浓度一般在 25％～35％,流量 1～2 升/分,监测氧疗效果。

(五)保持呼吸道通畅

鼓励神志清楚的患者深呼吸和有效咳嗽,体弱、长期患病者应定时更换体位、拍背排痰,神志不清者应予以吸痰。

(六)用药护理

注意观察药物疗效和不良反应。

1. 对二氧化碳潴留严重、呼吸道分泌物多的患者慎用镇静药、麻醉药,如必须使用,应注意观察患者是否有抑制呼吸和咳嗽反射的情况。

2. 肺心病患者对洋地黄类药物耐受性低,易出现中毒反应,用药前应注意纠正缺氧,防治低钾血症。

3. 利尿药应用后可出现低钾、低氯性碱中毒,应注意预防痰液黏稠不易排出和血液浓缩。使用排钾利尿药时应遵医嘱补钾。利尿药尽可能安排在白天给药,避免因频繁排尿影响患者的睡眠。

4.使用抗生素时,注意观察感染是否得到控制,有无继发感染。

5.对肺性脑病患者可遵医嘱使用呼吸兴奋药,应注意保持气道通畅,适当增加吸入氧浓度。

(七)健康指导

1.改善环境卫生,避免烟雾、粉尘和刺激性气体对呼吸道的影响;劝导患者戒烟,必要时辅以有效的戒烟药。注意保暖,避免受凉,预防感冒的发生。

2.加强营养,给予患者高蛋白、富含维生素的膳食,并保持口腔卫生。

3.缓解期根据患者的心、肺功能状况及体力适当进行体育锻炼,如散步、气功、太极拳、耐寒锻炼,以提高机体的免疫功能和心、肺的储备能力。

4.指导患者采取正确的姿势,以利于气体的交换和节省能量,如站立时背靠墙,使膈肌和胸廓松弛,全身放松;坐位时凳高适宜,两足平放在地,身体稍向前倾,两手放在双腿上或趴在小桌上,桌上放软枕,使患者胸椎与腰椎尽可能在一条直线上;卧位时抬高床头,稍抬高床尾,使下肢关节轻度屈曲。

5.避免劳累,注意休息,定期门诊随访。如患者出现呼吸困难加重,咳嗽、咳痰增多,呼吸不畅,水肿,尿少或神志淡漠,嗜睡或兴奋躁动,口唇发绀加重等,提示疾病病情加重或变化,应立即就诊。

(张　璐　李嘉明　韩宇辰　杨　月)

第三节 肺脓肿

肺脓肿是各种病原菌引起的肺组织化脓性、坏死性炎症,早期为化脓性炎症,继而坏死、液化形成脓肿。临床上以高热、胸痛、咳嗽、咳大量脓臭痰为特征。X 线显示肺部空洞伴液平面。本病多见于青壮年,男性多于女性。

一、护理评估

1. 清理呼吸道低效:与痰液黏稠、痰液多有关。

2. 体温过高:与肺组织感染有关。

3. 营养失调:低于机体需要量与慢性疾病消耗有关。

4. 胸痛:与炎症累及胸膜有关。

5. 知识缺乏:与缺乏肺脓肿的预防保健知识有关。

二、护理措施

(一)环境要求

肺脓肿患者咳痰量大,常有厌氧菌感染,痰有臭味。因此,应定时开窗通风,维持室内空气清新,以消除病房内痰液的臭味,并注意保暖。

(二)休息与活动

高热、中毒症状明显者应卧床休息,毒血症状缓解后可以适当活动。

(三)饮食

鼓励患者多饮水,进食高热量、高蛋白、高纤维素等营养丰富的食物。

(四)卫生

肺脓肿患者高热时间长,唾液分泌少,口腔黏膜干燥,咳大量脓臭痰,利于细菌繁殖,易引起口腔炎症和黏膜溃疡,抗生素的大量使用,易引起菌群失调诱发真菌感染,宜在晨起、饭后、体位引流后及睡前漱口、刷牙,防止污染分泌物误吸入下呼吸道,做好口腔护理。

(五)病情观察

观察痰的颜色、性状、气味和静置后是否分层。准确记录 24 小时排痰量。当大量痰液排出时,要注意观察患者排痰是否通畅,咳嗽是否有力,避免脓痰窒息;当痰液减少时要观察患者的中毒症状是否好转,如中毒症状严重,提示痰液引流不畅,要做好痰液引流,以保持呼吸道通畅;如发现血痰,应及时向医师报告,痰中血量较多时,应密切观察体温、脉搏、呼吸、血压及神志的变化。

(六)寒战、高热护理

1. 观察病情:观察体温、脉搏、呼吸、血压变化情况,尤其是儿童、老年人、久病体弱者。

2. 保暖:寒战时可用空调、热水袋、被褥保暖,使用热水袋时应避免烫伤;遵医嘱使用异丙嗪及地塞米松等抗过敏药物。

3. 降温:护理高热时可物理降温,如酒精擦浴,冰袋(冰帽)冷敷,或遵医嘱给小剂量退热药降温,在降温过程中注意观察体温和出汗情况,儿童注意防止惊厥,若过度出汗,应及时补充水分以防脱水。

4. 及时补充营养及水分:发热时机体分解代谢增加,糖、脂肪、蛋白质大量消耗,患者消化吸收功能降低,宜给予高热量、易消化的流食或半流食。鼓励患者多饮水,失水明显或暂不能进食者遵医嘱静脉补液,不宜过快,尤其是老年人和心脏疾病的患者,以防发生肺水肿。

5. 口腔清洁:高热时唾液分泌减少,口腔黏膜干燥,同时机体抵抗力下降,易引起口腔干裂、口唇疱疹、口腔溃疡等,应在餐后、睡前进行口腔清洁,保持口腔湿润、舒适。

6. 皮肤清洁:协助大量出汗的患者进行温水擦浴,及时更换衣服和被褥,并注意保持皮肤的清洁、干燥。

(七)咳嗽、咳痰的护理

肺脓肿患者通过咳嗽可以排出大量脓痰。因此,应鼓励患者进行有效的咳嗽,经常活动及变换体位,以利痰液的排出。嘱患者多饮水,使痰液稀释而易于排出,要注意观察痰液的颜色、性质、气味和静置后是否分层,准确记录 24 小时排痰量。如发现血痰,应及时向医师报告;痰中血量较多时,应密切观察患者的病情变化,准备好抢救药物和用品,同时嘱患者取患侧卧位,头偏向一侧,警惕大咯血或窒息的发生,必要时于床旁准备负压吸引器。

(八)体位引流的护理

根据病变部位采取适当体位,原则上病变部位位于高处,引流支气管开口向下,有利于潴留的分泌物随重力作用流入大支气管和气管,进而排出。一般每日行 2~3 次引流,每次 15~20 分钟,宜在饭前进行。引流时辅以胸部叩击,指导患者进行有效咳嗽,以提高引流效果。引流过程中应注意病情变化,如发生面色苍白、发绀、心悸、呼吸困难,应立即停止。引流完毕,擦净口周的痰液,给予漱口,并记录排出的痰量和性质,必要时送检。

(九)胸痛的护理

评估疼痛的部位、性质、程度等,患者胸痛常随呼吸、咳嗽而加重,可采取患侧卧位或用多头带固定患侧胸廓减轻疼痛,必要时遵医嘱给予止疼药。

(十)用药护理

遵医嘱使用抗生素、祛痰药、支气管扩张剂等药物,注意观察疗效及不良反应。

(十一)心理护理

部分患者由于口腔脓臭气味害怕与他人接近,应指导患者正确对待本病,协助患者进行口腔护理,减轻口腔臭味,同时主动询问和关心患者,使其敢说出内心感受,并积极进行疏导,鼓励其与他人交往,及时向患者及其家属介绍病情,解释各种症状和不适的原因,说明各项诊疗、护理操作的目的、操作程序和配合要点,增强患者治疗的依从性和信心,帮助患者树立治愈疾病的信心,以促进患者早日康复。

(十二)健康指导

1. 生活指导:指导患者多注意休息,生活要有规律,劳逸结合,应增加营养物质的摄入,提倡健康的生活方式,平日多饮水,戒烟、酒。保持环境整洁、舒适,维持适宜的温度和湿度,要注意保暖,避免受凉。重视口腔护理,在晨起、饭后、体位引流后及睡前要漱口、刷牙,防止污染分泌物误吸入下呼吸道。

2. 疾病知识指导:向患者及其家属讲解肺脓肿的发生、发展、治疗、护理及预防知识,指导患者积极治疗原发病灶,如肺炎、皮肤疖、痈或肺外化脓性病变。不挤压疖肿,防止血源性肺脓肿的发生。

3. 指导患者练习深呼吸,鼓励患者以有效的咳嗽方式进行排痰,保持呼吸通畅。指导患者及家属遵医嘱用药,向患者及其家属讲解抗生素等药物的使用方式、不良反应、疗效及坚持疗程的重要性,提醒患者发现异常应及时就诊。

(张文燕　王素花　王　菲　周德森)

第四节　支气管扩张

支气管扩张是指直径大于 2 毫米、中等大小的近端支气管由于管壁的肌肉和弹性组织破坏引起的异常扩张。主要表现为慢性咳嗽,咳大量脓性痰和(或)反复咯血。本病多发生于儿童和青年,随着免疫接种和抗生素的应用,本病的发病率明显降低。

一、护理评估

1. 焦虑/恐惧:与担心大出血有关。

2. 清理呼吸道低效:与痰液黏稠、不易被咳出有关。

3. 潜在并发症：出血。

4. 窒息的危险：与大咯血有关。

5. 活动无耐力：与疾病导致的体力下降有关。

6. 知识缺乏：与缺乏支气管扩张的预防保健知识有关。

二、护理措施

(一)环境

保持室内空气新鲜流通，室温保持18℃～20℃，相对湿度以55％～60％为宜。如果空气干燥，气管纤毛运动减弱，痰液更不易被咳出。

(二)休息与活动

高热和咯血患者需卧床休息，应协助患者选取舒适体位，慢性患者可适当活动，如散步，以分散患者注意力，让患者参加力所能及的工作和生活活动，增强自信心。

(三)饮食与卫生

患者需加强营养，摄入高热量、高蛋白、高维生素饮食；对于发热患者，应给予高热量流质饮食，以补充其机体能量消耗。指导患者晨起、睡前、饭后和体位引流后漱口，以增加食欲。鼓励患者多饮水，每日1 500毫升，充足的水分可稀释痰液，有利于排痰。

(四)病情观察

观察痰的性状、颜色、量和气味，必要时留取送检，对咯血患者应密切观察咯血量及颜色、呼吸、血压、脉搏、体温变化，有无窒息先兆和窒息发生，一旦发生应立即抢救。

(五)促进痰液排出

指导患者有效咳嗽，湿化呼吸道，遵医嘱给予患者雾化吸入，同时服用祛痰剂，使痰液稀释，以利于痰液的排出。

(六)体位引流

见本章第三节体位引流相关内容。

(七)咯血的护理

1. 注意观察咯血的先兆症状，如出现胸闷、心前区灼热感、心悸、头晕、喉部发痒、口有腥味或痰中带血丝症状,要通知医师及时处理,防止大咯血。

2. 保持患者安静,并给予精神安慰,消除恐惧与顾虑,防止情绪波动再度引起咯血。

3. 给予一级护理并做好护理记录。患者平卧或卧向患侧,平卧时头宜偏向一侧。

4. 嘱患者将痰或血块尽量咳出,轻轻呼吸,不可屏气。保持呼吸道通畅,防止窒息。

5. 备好抢救车、药品、氧气、气管切开包、纤维支气管镜、吸引器、输血用物及备血。

6. 遵医嘱使用止血药物,静脉点滴缓慢注入垂体后叶素(10单位溶于10~20毫升生理盐水),至少10分钟推完,观察有无恶心、便意、腹痛及血压升高等不良反应,心绞痛、高血压患者及妊娠者禁用。

7. 注意观察意识状态、血压、脉搏、呼吸、体温。密切注意失血性休克的出现,及时通知医师,并按休克护理。

8. 患者突然出现胸闷、躁动、呼吸困难、咯血不畅时,应立即将患者臀部垫高,头低位。轻拍健侧背部,排出血块,保持呼吸道通畅。

9. 适当给予镇静剂,慎用镇咳药,禁用吗啡及可待因,以免抑制呼吸中枢和咳嗽反射,使血块不易被排出,引起窒息。

10. 出血期应给予高热量、易消化食物,禁食刺激性食物。保持排便通畅,避免过度用力及剧烈咳嗽。

11. 出现喷射性大咯血时,立即通知医师。若咯血突然停止,并从鼻腔中喷射出少量血液,呼吸浅表,发绀或血块留置在气管中引起窒息,应立即用顺位引流,取头低位,倾斜45°～90°,捶击患者背部,以利血块咳出。如无效,即刻配合医师做气管插管或用气管镜吸出凝血块。

（八）心理护理

由于疾病时间长，患者易严生悲观、焦虑的心理，护理人员应关心、体贴患者，讲解支气管扩张反复发作的原因及治疗进展，帮助患者树立战胜疾病的信心，解除患者焦虑不安的心理。患者咯血时，护理人员应陪伴在床旁，安慰患者，进行必要的解释，及时帮助患者清除污物，指导患者使用放松术，如缓慢深呼吸，必要时给予镇静剂，消除紧张情绪。

（九）健康指导

1. 生活指导：指导患者建立良好的生活习惯，劳逸结合，消除紧张心理；补充足够的营养，增强机体抵抗力。患者应多饮水以稀释痰液，从而利于排痰，同时注意口腔卫生，戒烟。

2. 疾病知识指导：指导患者及其家属了解疾病的发生、发展与治疗、护理过程。与患者及其家属共同制订长期防治计划及积极治疗呼吸道感染，根除上呼吸道感染灶。指导患者保持呼吸道通畅，掌握有效咳嗽、雾化吸入、体位引流方法以及抗生素的作用、用法和不良反应。指导患者及其家属学会对感染、咯血等症状的监测，定期赴门诊复查，症状加重时应及时就医。

（张文燕　安菁菁　魏洪玲　孟　慧）

第五节　支气管哮喘

支气管哮喘是由多种细胞特别是肥大细胞、嗜酸性粒细胞和T淋巴细胞参与的慢性气道炎症；在易感者中此种炎症可引起反复发作的喘息、气促、胸闷和咳嗽等症状，多在夜间或凌晨发生，严重影响患者睡眠质量。应做好患者的护理，以减少患者痛苦。

一、护理评估

1. 气体交换受损：与疾病致肺通/换气功能障碍及气道炎症、支气管痉挛有关。

2. 睡眠型态紊乱：与心悸/憋气有关。

3. 焦虑/恐惧：与担心疾病预后有关。

4. 清理呼吸道无效：与痰液黏稠、不易被咳出有关。

5. 活动无耐力：与疾病致体力下降有关。

6. 知识缺乏：与缺乏支气管哮喘的预防保健知识及药物正确使用知识有关。

7. 体液不足：与患者发作时呼吸频率快易丢失水分有关。

二、护理措施

1. 病室空气必须流通、新鲜，无灰尘、煤气、烟雾、漆气及其他刺激性物质。病室内避免布置花草，以免香气诱发哮喘发作。

2. 患者应食用营养丰富的清淡饮食，多吃水果、蔬菜。禁止食入可能引起哮喘发作的食物，如鱼、虾、蟹。急性发作时，以流质食物为佳，同时注意补充水分。

3. 了解患者生活及工作环境，观察发作诱因及饮食习惯，以便寻找过敏原及避免接触过敏原。密切观察患者的生命体征，观察有无发作先兆，如口干、咳嗽、胸闷、气短、出汗、呼吸困难，以便及时通知医师，给予相应处理；观察咳嗽、咳痰情况，必要时行雾化吸入,协助拍背排痰,保持呼吸道通畅。

4. 哮喘发作严重时,协助患者选择舒适的卧位,加强监护,遵医嘱给予支气管扩张剂等药物;伴发绀、呼吸困难等,遵医嘱给予吸氧,及时纠正低氧血症,必要时机械通气。因患者呼吸频率快,水分大量蒸发,痰液黏稠不易被咳出,嘱患者多饮水,必要时补液。

5. 心理护理:很多患者因哮喘反复发作,对疾病产生恐惧心理,所以医务人员对待患者要亲切,多与患者交流,讲解哮喘的诱发因素及用药注意事项,注意倾听患者反馈。急性发作时,应守护及安慰患者,解除患者的紧张情绪。

6. 健康指导。

(1)指导患者应尽量避免接触环境中的过敏原,去除各种诱发因素,指导患者及其家属能辨认哮喘发作的早期征象、症状并掌握适当的处理方法。

(2)生活环境要舒适、安静,空气新鲜,并定时通风。患者应根据气候的变化随时增减衣服,避免受凉。在流感高发季节,患者应尽量减少在公共场所的活动。患者应戒烟及远离二手烟。

(3)饮食宜少食多餐,不可过饱。多食新鲜蔬菜水果,尽量避免能引起哮喘发作的食物,如虾、蟹。

(4)避免剧烈运动,可选择适合自己的运动,如散步、打太极拳。

(5)正确使用定量吸入器。遵医嘱按时服药,勿擅自停药或减量。定期到门诊复查,在医师的指导下减药或换药,如有不适,应及时到医院就诊。

(冯　英　张利平　王玉莲　崔建真)

第六节 支气管肺癌

原发性支气管肺癌,简称肺癌,起源于支气管黏膜或腺体,是当前世界各地最常见的肺部原发性恶性肿瘤。常有区域性淋巴结转移和血行播散。早期以刺激性咳嗽、痰中带血等呼吸道症状多见。

一、护理评估

1. 焦虑/恐惧:与担心疾病预后有关。

2. 气体交换受损:与疾病致肺通/换气障碍有关。

3. 清理呼吸道低效:与痰液黏稠、不易被咳出有关。

4. 疼痛:与病变累及胸膜有关。

5. 生活自理能力缺陷:与长期卧床有关。

6. 营养失调,低于机体需要量:与慢性疾病消耗有关。

7. 睡眠型态紊乱:与心悸/憋气,焦虑,化疗导致的恶心、呕吐有关。

8. 活动无耐力:与疾病致体力下降有关。

9. 有感染危险:与化疗致白细胞减少有关。

10. 舒适的改变:与疼痛有关。

二、护理措施

1. 环境要舒适、安静,晚期患者需卧床休息,呼吸困难者取半坐位。

2. 给予患者高蛋白、高热量、高维生素、易消化的饮食。注意食物的色、香、味,以增进患者的食欲。化疗期间可给予清淡饮食。

3. 病情观察:密切观察患者的生命体征,注意观察化疗、放疗的不良反应。如出现声音嘶哑、食欲缺乏、恶心、呕吐、头晕、白细胞减少、血小板减少,应通知医师及时处理。白细胞减少者,应注意防止交叉感染。

4. 护理操作:静脉注射化疗药物,注意用药剂量、方法,选择适宜的血管,避免药液外渗,造成组织坏死。

5. 做纤维支气管镜和活组织检查、胸腔穿刺、胸腔积液离心沉淀脱落细胞等检查时,护士应向患者做好宣教,做好术前准备及术中配合工作,标本应及时送检。

6. 咳嗽、胸痛可适当镇咳、镇痛;喘憋伴胸腔积液者可抽胸腔积液,给氧缓解症状;咯血者应保持呼吸道通畅,适当使用止血药;全身乏力,食欲缺乏,消瘦,恶病质可给予支持疗法;化疗反应应对症处理。

7. 心理护理:鼓励患者树立战胜疾病的信心,配合化疗、放疗或手术治疗。随时了解患者的思想情况,严格交接班,以防患者发生意外。

8. 健康指导。

(1)休养环境要舒适、安静,避免空气污染。宣传吸烟对健康的危害,提倡不吸烟或戒烟,并避免被动吸烟。肺癌高危人群要定期进行体检,早期发现肿瘤,早期治疗。

(2)指导患者加强营养支持,注意饮食搭配,科学进餐。多食新鲜水果及蔬菜,保证足够热量,进食丰富的蛋白质(如瘦肉、豆制品、鸡蛋、鱼虾)及维生素,保持排便通畅,每日饮水不少于 1 500 毫升。

(3)合理安排休息,适当活动,保持良好的精神状态,以调整机体免疫力,增强抗病能力。根据气候变化及时增减衣服,避免上呼吸道感染。

(4)督促患者坚持化疗或放射治疗,讲解化疗药的不良反应,嘱患者定期检测血象。若患者出现呼吸困难、疼痛等症状加重或不缓解时应及时到医院诊治。

(5)给予患者及其家属心理上的支持,使之正确认识疾病,保持身心轻松,增强治疗信心,更好地配合治疗,维持生命质量。

(冯 英 王羽彤 刘凤至 杨 青)

第七节 肺结核

肺结核是由结核分枝支菌引起的慢性呼吸道传染病,临床常有低热、乏力、盗汗、咳嗽、咯血等表现。感染途径以呼吸道传染最为常见,患者的痰液、咳嗽、喷嚏的飞沫喷射到空气中,健康人吸入后可引起肺部感染。护理肺结核患者时,严格消毒隔离很重要。

一、护理评估

1. 清理呼吸道低效:与痰液黏稠、不易被咳出有关。

2. 气体交换受损:与疾病致肺通/换气障碍有关。

3. 体温过高:与机体感染致病菌有关。

4. 营养失调,低于机体需要量:与慢性疾病消耗有关。

5. 活动无耐力:与疾病致体力下降有关。

6. 知识缺乏:与缺乏肺结核的预防保健知识有关。

7. 有窒息的危险:与大咯血有关。

8. 焦虑:与疾病具有传染性、不了解疾病预后有关。

二、护理措施

1. 做好消毒隔离工作:最好让患者独居一室,选择朝阳或通风条件好的房间。患者的寝具、食具独用,并定期消毒。痰杯固定,定期煮沸消毒。痰液以洗消净浸泡。患者不宜与儿童接触,尽量不到公共场所去,以免病菌扩散传染,影响他人健康。咳嗽和喷嚏时,用手帕捂住口鼻。被褥应经常放在太阳下暴晒,餐具可煮沸消毒。开放性结核患者应尽可能转到结核病院。

2. 活动期或咯血时应卧床休息,恢复期患者可以参加户外活动并进行适当的体育锻炼。

3. 进食高蛋白、高维生素、高热量、富含钙质的食物。饮食要有规律,选择上不能偏食,以保证各种营养成分的摄入。患者应戒烟、酒。

4. 了解患者服药情况，督促患者按时服药，询问患者用药后的不良反应，如发现异常，应及时与医师联系，给予相应处理。

5. 病情观察：了解患者的生活条件、生活环境及心理状态。观察患者体温、脉搏、呼吸和血压。观察有无咳嗽、咳痰、胸痛、咯血等症状；有无全身中毒症状，如乏力、午后低热、食欲减退、体重减轻和夜间盗汗等；有无并发症，如气胸、肝肾功能损害，以便及时发现异常，及时处理。

6. 咳嗽、咳痰的护理：遵医嘱给予相应止咳祛痰药。喉痒时可用局部蒸气湿化，痰多时采取体位引流。

7. 发热的护理：患者应卧床休息，多饮水，必要时给予物理降温或遵医嘱给予小剂量解热镇痛药，并监测体温变化。

8. 盗汗的护理：及时擦身，更换衣服，避免衣被过厚。

9. 咯血的护理：患者发生少量咯血时，首先要稳定患者情绪，嘱其头偏向一侧，避免引起窒息，咯血刚停，不宜立即起床活动。患者如突然大量咯血或咯血突然停止，并伴有胸闷、气急、烦躁、出冷汗，甚至面色发紫，这是窒息的预兆，应立即让患者侧卧，鼓励和帮助患者将血块咳出，必要时行负压吸引。

10. 胸痛的护理：采取患侧卧位，遵医嘱给止痛药。

11. 心理护理：患者易产生悲观情绪，当出现大咯血时，患者会感到紧张、恐惧。护士要做耐心细致的解释工作，使患者树立信心，积极配合治疗。

12. 健康指导。

(1)宣传消毒隔离的方法，预防传染；严禁随地吐痰，不要对着他人咳嗽或打喷嚏。尽可能和家人分餐、分床、分碗、分筷、分毛巾等，物品定时消毒。尽量减少到公共场所活动，以免传染他人。

(2)指导患者生活规律，戒烟、酒，少去人多的场所，保证充足的睡眠和休息时间。进行适当的体育锻炼，避免剧烈运动。注意营养搭配和饮食调理，进食高蛋白、高热量、高维生素的食物，增加机体抗病能力,避免复发。

(3)定期复查,以便调整治疗方案。向患者说明药物治疗坚持早期、联合、规律、适量、全程五大原则的重要性。介绍有关药物的剂量、用法及不良反应等,定期复查肝、肾功能,取得患者及其家属的主动配合。

(柳国芳　陈莉莉　徐双燕　孙晓丰)

第八节　肺间质纤维化

肺间质纤维化是各种原因引起肺部分正常组织被纤维化的组织代替,失去正常的气体交换功能。活动后气促、干咳是该病最典型的症状。

一、护理评估

1. 清理呼吸道低效:与痰液黏稠、不易被咳出有关。

2. 活动无耐力:与疾病致体力下降有关。

3. 知识缺乏:与缺乏肺间质纤维化的预防保健知识有关。

二、护理措施

1. 为患者提供安静、舒适的休养环境,根据患者情况给予舒适的卧位、半卧位或端坐位。减少探视人员,避免交叉感染。

2. 急性期患者应绝对卧床休息,给予中流量吸氧 3～5 升/分,血氧饱和度维持在 90% 以上。疾病缓解期根据情况鼓励患者在室内活动并间断吸氧。疾病恢复期患者如体力允许可指导患者进行室外活动。

3. 缺氧导致机体能量消耗增加,因此,应为患者提供高蛋白、高热量、高纤维素、易消化的饮食,经常变换食谱,注意少食多餐。进餐时可以吸氧,避免进餐时因气短而致食欲下降。

4. 病情观察:注意患者咳嗽、咳痰情况,应指导患者正确留取痰培养标本并及时送检。监测患者生命体征、呼吸深浅度等，重症患者应用心电监护，监测血氧饱和度，必要时进行动脉血气分析，观察有无二氧化碳潴留，以调整用氧。

5. 咳嗽、咳痰明显的患者，应遵医嘱给予其祛痰止咳药，不宜选用强力镇咳药，以免抑制呼吸中枢，影响排痰。必要时给予雾化吸入，嘱患者每日饮水 1 500～2 000 毫升。气短加重的患者应持续吸氧，以改善静息状态下的呼吸困难和活动后的喘息。

6. 遵医嘱给予发热患者头置冰袋、温水擦浴等物理降温措施或解热镇痛药。根据医嘱给予有效的抗生素，进行抗感染治疗。

7. 患者出现胸闷、憋气、呼吸困难等呼吸衰竭症状时，应遵医嘱给予患者不同方式的吸氧，注意气道湿化。对于重度呼吸衰竭的患者，可应用机械通气进行治疗。

8. 糖皮质激素的用药护理：治疗此病最重要的药物是糖皮质激素。应用糖皮质激素进行药物治疗期间应注意以下事项：①严格按医嘱坚持服药，告诫患者不要随意停药或减量，因为突然停药易造成病情反复，如要减药必须在医护人员的监护下进行。②激素治疗期间应进食含钙、含钾较高的食物，如牛奶、鱼、虾皮、橘子汁，防止低钙、低钾血症。长期服用激素可造成骨质疏松，应避免参加剧烈活动，否则易造成病理性骨折。注意口腔护理，长期大量应用激素，易发生白色念珠菌感染，应每日刷牙 2～3 次，每日常规检查口腔黏膜，如已发生白色念珠菌感染可用氟康唑生理盐水涂抹。③用激素期间，患者机体抵抗力低，容易加重或诱发各种感染。因此，应严格执行无菌操作，尽量避免留置尿管等侵袭性操作。④严密观察激素的不良反应，如满月脸、水牛背、水钠潴留、胃溃疡、高血压、糖尿病、精神症状、停药后病情反跳，及时向患者做好解释工作，解除患者对激素的不安心理。

9. 心理护理：本病多数呈慢性过程，预后不良。因此，患者在病情反复且逐渐加重的治疗过程中会产生恐惧、悲观、预感性悲哀等不良情绪，医护人员应主动与患者建立有效的沟通，从而帮助他们树立信心,调整心态,积极配合治疗。

10. 健康指导。

(1)居住环境要舒适、安静,空气新鲜。指导患者及其家属识别与自身疾病有关的诱发因素,如避免吸烟及接触二手烟、避免接触刺激性气体及减少呼吸道感染等易使本病反复发作及加重的因素。

(2)为患者及其家属讲解氧疗知识、用药知识及药物不良反应,嘱其按时按量服药,勿擅自减药停药,使患者在出院后仍能继续进行吸氧治疗,按医嘱服药。

(3)合理安排生活起居,注意休息,避免过度劳累。可选择适合自己的运动,如散步、打太极拳。

(4)多食用高维生素(如绿叶蔬菜、水果)、高蛋白(如瘦肉、豆制品、蛋类)、粗纤维(如芹菜、韭菜)的食物,少食用动物脂肪以及胆固醇含量高的食物(如动物的内脏)。

(5)鼓励患者进行呼吸锻炼,掌握活动的方法及原则。例如,做呼吸操、慢跑,以不感到疲劳、喘憋为宜。告诉患者如果出现胸闷、气短、呼吸困难、咳嗽、咳脓痰或伴有发热等症状时,应及时到门诊就诊。

(柳国芳　王　霞　王雪婷　赵正亮)

第九节　慢性阻塞性肺病

慢性阻塞性肺部疾病(COPD)是指具有气流受限特征的可以预防和治疗的疾病,包括慢性支气管炎和肺气肿。临床上以咳、痰、喘为主要表现。

一、护理评估

1. 气体交换受损:与疾病致肺通/换气障碍有关。

2. 清理呼吸道无效：与痰液黏稠、不易被咳出有关。

3. 生活自理能力缺陷：与长期卧床有关。

4. 睡眠型态紊乱：与心悸/憋气有关。

5. 营养失调，低于机体需要量：与慢性疾病消耗有关。

6. 焦虑/恐惧：与担心疾病预后有关。

7. 活动无耐力：与疾病致体力下降有关。

8. 知识缺乏：与缺乏 COPD 预防保健知识有关。

二、护理措施

1. 保持室内空气新鲜，温度（23℃～25℃）、湿度（50％～60％）适宜。病室每日通风 2 次，每次 30 分钟。冬季注意保暖，避免直接吸入冷空气。

2. 饮食以高热量、高蛋白、易消化、富含维生素的流食、半流食为宜，少食多餐，避免辛辣刺激，少吃产气食品。鼓励患者多饮水，必要时静脉补液。

3. 急性期患者应卧床休息，呼吸困难时抬高床头，取半卧位或坐位。恢复期可适当增加活动量。

4. 持续低流量吸氧。

5. 氧疗：指导患者持续低流量吸氧，吸入氧浓度为 25％～30％，吸氧流量为每分钟 1～2 升，每日持续 15 小时以上。告知患者氧疗的重要性，鼓励患者坚持氧疗，密切观察氧疗后患者症状有无改善。

6. 观察病情变化，如神志、呼吸深度、频率、音调、口唇和甲床的颜色。监测血氧、血气变化及咳嗽、咳痰、呼吸困难情况。

7. 保持呼吸道通畅，指导患者进行有效的咳痰，学会腹式呼吸。指导患者正确留取痰标本，同时观察痰的颜色、性状、气味等。排痰困难者可行雾化吸入或体位引流，必要时吸痰。

8. 对于生活不能自理的患者，应做好生活护理，保持其口腔、会阴、皮肤、头发、手足的清洁。

9. 健康指导。

（1）休养环境要舒适、安静，每日通风换气，保持空气新鲜。

（2）根据气候的变化随时增减衣服，避免受寒，避免接触感冒人员，积极预防上呼吸道感染。

（3）戒烟，并减少被动吸烟。

（4）多食用高维生素（如绿叶蔬菜、水果）、高蛋白（如瘦肉、豆制品、蛋类）、粗纤维（如芹菜、韭菜）的食物，少食用动物脂肪以及胆固醇含量高的食物（如动物内脏）。

（5）避免剧烈运动，可选择适合自己的运动，如散步、打太极拳，注意劳逸结合。

（6）坚持呼吸锻炼，配备家庭氧疗设施，必要时行低流量吸氧。指导患者掌握氧气疗法及注意事项。

（7）指导患者将全身运动与呼吸锻炼相结合，如有不适及时就诊。

（张　璐　黄晓菲　李　娜　宗萍萍）

第十节　呼吸衰竭

呼吸衰竭是由各种原因导致严重呼吸功能障碍引起动脉血氧分压降低，伴或不伴有动脉血二氧化碳分压增高而出现一系列病理生理紊乱的临床综合征（氧分压低于 8 千帕和/或二氧化碳分压高于 6.67 千帕）。它是一种功能障碍状态而不是一种疾病，可因肺部疾病引起，也可能是各种疾病的并发症。

一、护理评估

1. 气体交换受损：与疾病致肺换气障碍有关。

2. 清理呼吸道无效：与气管插管致不能咳痰有关。

3. 生活自理能力缺陷：与长期卧床或气管插管有关。

4. 营养失调，低于机体需要量：与慢性疾病消耗有关。

5. 活动无耐力:与疾病致体力下降有关。

6. 焦虑/恐惧:与担心疾病预后有关。

7. 便秘:与长期卧床致肠蠕动减慢有关。

8. 语言沟通障碍:与气管插管致失声有关。

9. 有皮肤完整性受损的危险:与长期卧床有关。

10. 潜在并发症:水、电解质紊乱,上消化道出血。

二、护理措施

1. 提供安静、整洁、舒适的环境,限制探视,减少交叉感染。

2. 急性呼吸衰竭的患者应绝对卧床休息,并保持舒适体位,如坐位或半坐位以利呼吸。慢性呼吸衰竭代偿期,可适当下床活动。

3. 多食用富有营养、高蛋白质、易消化的饮食。原则上少食多餐,不能自食者,给予鼻饲,以保证足够热量及水的摄入。必要时给予静脉输液。做好口腔护理,以增进食欲。

4. 病情观察除定时测体温、脉搏、呼吸、血压,准确记录出入量,观察瞳孔变化及唇、指(趾)甲是否发绀外,还应特别注意以下几项指标。

(1)神志:对于缺氧伴二氧化碳潴留的患者,在吸氧过程中,应密切观察其神志的细小变化,注意有无呼吸抑制。

(2)呼吸:注意呼吸的节律、快慢、深浅变化。发现异常,应及时通知医师。

(3)痰液:观察痰量及性状,痰量多、黄色黏稠,表示感染加重,应及时通知医师,留标本送检。

5. 氧气疗法:依病情及病理、生理特点,采取不同的给氧方式,争取短时间内使氧分压高于 6.67 千帕,氧饱和度达到 80% 以上。

6. 保持呼吸道通畅:对于神志清楚的患者,应指导其咳嗽、咳痰;对于痰液黏稠不易咳出者,可遵医嘱给予患者雾化吸入,鼓励其多饮水。对于不能自行排痰者,应定时为患者翻身拍背,及时吸痰,每次吸痰时间不超过 15 秒,防止缺氧窒息。

7. 遵医嘱给予患者用药,并注意观察药物的不良反应。如使用呼吸兴奋剂时,给药过快、过多,可出现呼吸过快、面色潮红、出汗、呕吐、烦躁不安、肌肉颤动、抽搐和呼吸中枢强烈兴奋后转入抑制,应减药或停药。纠正酸中毒使用5％碳酸氢钠时,应注意患者有无二氧化碳潴留表现。

8. 纠正肺水肿应用脱水剂、利尿剂,注意观察疗效。心功能不全时,静脉点滴不宜过快、过多。

9. 对于病情危重、长期卧床者,应做好皮肤护理、生活护理。做好护理记录,准确记录出入量。备好抢救物品:气管插管、气管切开包、人工呼吸器、吸痰器、氧气、强心剂、呼吸兴奋剂等。

10. 应用呼吸机患者的护理。

(1)熟悉呼吸机性能,呼吸机发生故障或病情变化时,采取有效的应急措施。

(2)严密观察以下几个方面。①观察患者自主呼吸的恢复和均匀程度,以便适当调节呼吸频率、潮气量、呼吸比。②观察患者有无自主呼吸,与呼吸机是否同步。注意有无通气不足、有无呼吸道阻塞引起烦躁不安及管道衔接处是否漏气。③监测体温、脉搏、呼吸、血压、神志、瞳孔的变化。正压吸气可使心排出量减少,血压下降。如心功能改善,心率、血压平稳,四肢暖,皮肤红润,无汗,说明呼吸器使用得当。

(3)保持呼吸道通畅,掌握适宜的氧浓度,一般在40％以下,及时吸痰,防止痰栓形成,注意防止套囊脱落。

(4)预防并发症:①注意呼吸道湿化,防止异物阻塞引起的窒息。②监测血气及电解质变化,防止缺氧、低血压、休克的发生。

(5)加强基础护理,积极预防护理并发症,如压疮。做好安全护理,及时加床档,躁动者可适当约束。

11. 健康指导。

(1)注意休息,生活规律,戒烟、酒,少去人多的场所。积极预防、治疗上呼吸道感染,根据季节增减衣服。

(2)进行适当的体育锻炼,避免剧烈运动,劳逸结合。

(3)加强营养,进食高蛋白、高热量、低脂肪的饮食。

(4)坚持呼吸锻炼,改善肺功能。

(张　璐　朱晓宁　邱　园　宋　洁)

第十一节　急性气胸

当胸膜因病变或外伤破裂时,胸膜腔与大气相通,气流进入胸腔,形成胸膜腔积气,称为气胸。气胸是常见的呼吸系统急症,多起病急骤且病情较重。严重者因肺脏萎陷和纵隔受压移位导致急性进行性呼吸、循环功能而衰竭死亡。要求迅速诊断、正确处理和护理。

一、气胸的病因

(一)创伤性气胸

创伤性气胸系颈、胸部外伤或为诊断及治疗颈、胸、上腹部疾患进行各种手术操作所致。气胸伴胸腔积血时称血气胸。

(二)自发性气胸

无外伤或人为因素情况下,脏层胸膜破裂,气体进入胸膜腔导致胸腔积气,称为自发性气胸。

二、气胸的分型

根据脏层胸膜破裂情况及胸腔内压力的变化将气胸分为三种类型。

(一)闭合性气胸

脏层胸膜裂口随着肺脏萎陷而关闭,空气停止继续进入胸腔,胸膜腔内压接近或稍超过大气压。抽气后胸膜腔内压下降。

(二)开放性气胸

支气管胸膜瘘持续开放,空气自由进出胸膜腔,胸膜腔内压接近大气压,抽气后压力不变。

(三)张力性气胸

胸膜裂孔呈单向活瓣。吸气时,空气进入胸膜腔;呼气时,空气滞积于胸膜腔内。导致胸膜腔内压急骤上升,肺大面积受压,纵隔向健侧移位,导致循环障碍。抽气后胸膜腔压力又迅速上升。

三、气胸的临床表现

症状从轻微不适至危及生命的呼吸衰竭和循环衰竭不等。多突然发病,常伴有患侧胸痛、刺激性干咳、呼吸困难。张力性气胸严重者烦躁不安,可出现发绀、大汗甚至休克等表现。典型者气管向健侧移位,患侧胸廓饱满、呼吸动度减弱,呼吸音减弱或消失。

四、气胸的治疗

治疗原则是排除气体、缓解症状、促使肺复张,防止复发。

(一)一般疗法

一般疗法包括绝对卧床休息、少讲话、减少肺活动、吸高浓度氧。经1周肺仍不膨胀者,则需要采用其他疗法。

(二)排气疗法

排气疗法适于呼吸困难明显或肺压缩程度较重者,尤其是张力性气胸患者。方法包括穿刺抽气法、胸腔闭式引流术。

(三)手术治疗

手术治疗包括胸腔镜下电灼凝固、激光治疗、切除肺大疱或行胸膜粘连术,剖胸手术消除肺裂口并处理原发病灶。

五、气胸患者的护理

(一)护理目标

1. 迅速开始治疗,维护生命体征,挽救生命。

2. 减轻呼吸困难、疼痛等不适。

3. 做好封闭引流排气的护理及各项有创治疗的准备和护理。

4. 积极预防感染。

5. 增加心理舒适感。

6. 健康指导。

（二）护理要点和措施

1. 术前护理措施。

（1）按胸外科疾病术前护理常规。

（2）全面评估患者的一般情况，包括体温、脉搏、呼吸、血压、神志、行动能力、健康史、精神状态及身心状况等。

（3）协助患者取半卧位，卧床休息，尽量减少搬动和活动，以免增加患者的耗氧量。

（4）心理护理：给予患者同情、理解、关心和帮助，尽量避免消极暗示，使患者放松，感到舒适。

（5）合理给予氧气吸入，急性期且无慢性阻塞性肺部疾病可采用中流量给氧（3～4升/分），待症状好转可采用持续低流量给氧（1～2升/分）；伴有慢性阻塞性肺部疾病的患者，有阻塞性通气障碍和不同程度二氧化碳潴留，若氧浓度过高，会加重二氧化碳潴留而诱发肺性脑病，一般采用持续、低流量给氧（1～2升/分）。

（6）严密观察患者的呼吸变化和意识状态，若患者呼吸困难加重和意识恍惚，要立即报告医师，以免气胸加重（或破裂处再破裂）和肺性脑病出现。气胸患者一般有肺结核病史或肺大疱，应指导患者避免剧烈咳嗽、负重、大笑、剧烈活动。对咳痰困难的患者，要嘱其多饮水，辅以雾化吸入，口服祛痰药、止咳药，适当全身应用抗生素。

（7）保持大便通畅，必要时用开塞露、缓泻药，避免因大便用力过大而导致气胸再发或加重。可鼓励患者适当多饮水，多吃青菜、香蕉等食物，做好饮食护理。

（8）保持病房的安静整洁，为患者提供良好的休养环境，患者在术前若出现体温升高，行物理降温。

（9）胃肠道准备：目的是防止术中患者麻醉后肛门括约肌松弛致大便排出，增加手术污染的机会，还可防止术后发生腹胀。晚餐应吃易消化的软食，少吃肉类和蛋类。

（10）禁止吸烟：指导患者在入院时停止吸烟，以减少支气管分泌物,减轻术后痛苦,防止肺部并发症。

2. 术后护理措施。

(1)按胸外科疾病术后护理常规。

(2)病情观察:严密观察患者生命体征的变化,尤其是血压、脉搏、呼吸的变化,术毕每15分钟测1次,病情平稳后改为1～2小时测1次,并做好记录。

(3)胸腔闭式引流是治疗自发性气胸的有效措施之一,需做好以下几点。①术前向患者说明目的及意义以取得合作。②观察气体的引流情况。保持胸腔闭式引流管的通畅,防止导管脱落、扭曲、受压及阻塞,观察引流瓶或引流袋水柱波动情况,若引流瓶和引流袋内水柱停止波动,表明破裂孔闭合,要禁止患者用力咳嗽、用力排便、用力活动等,以避免闭合的裂孔再次破裂。③观察引流袋内的液体情况,准确记录引流液体的量、颜色;应警惕发生继发性大出血的可能,密切观察血压和脉搏的变化,发现异常及时报告医师给予处理。④鼓励患者经常进行深呼吸和咳嗽练习(咳嗽尽量避免用力),吹气球锻炼,促进肺尽早扩张。⑤胸痛剧烈时,遵医嘱给予镇痛药。⑥密切观察切口有无炎症表现,为了防止切口、胸腔感染,切口应严格无菌换药。⑦拔管前试行夹管24小时,如无呼吸困难且X线胸片提示肺复张良好则拔管。拔管后注意观察有无气胸再发的表现。⑧需要搬动患者时,引流瓶或引流袋一定要低于患者胸腔,防止气体或液体逆流进胸腔。

(4)指导患者进食富含纤维素、易消化的食物,保持排便的通畅。

(5)基础护理:患者术后清醒血压平稳后,改为半卧位,以利于伤口引流及呼吸。患者卧床期间,应协助其保持床单整洁和卧位舒适,按摩骨突处,防止皮肤发生压疮。满足患者生活上的合理需求,做好晨晚间护理,每日行口腔护理、雾化吸入3次,每日冲洗会阴1次(女患者)。协助叩背、有效咳嗽、有效排痰。

（三）健康教育

1. 卧床休息，取半坐卧位，限制不必要的活动，嘱患者尽量避免用力咳嗽及进行过度的体力活动（包括大声谈笑及唱歌）；保持大便通畅，避免用力排便，必要时给予缓泻剂。

2. 如有呼吸困难，指导患者吸氧。

3. 进行胸腔穿刺者，向患者解释胸腔穿刺可协助诊断和治疗，强调操作的必要性和安全性，以取得合作。

4. 进行胸腔穿刺时，指导患者取合适的体位：坐位或半卧位。

5. 如需手术治疗者，按胸科手术常规进行指导。

6. 术后指导患者进食易消化、高蛋白、高纤维饮食。

7. 恢复期在患者病情允许能耐受的限度内每日数次做手臂和肩的全范围关节活动，防止肩关节粘连。鼓励患者进行深呼吸、呼吸体操等改善肺功能的训练。

8. 患者出院后需康复指导，要向患者宣传吸烟的危害性和戒烟的必要性。预防感染，加强体育锻炼，提高身体素质，寒冷季节注意保暖，防止着凉、感冒。避免剧烈咳嗽、过度屏气、重体力劳动等易引起胸腔内压增高的活动，以免诱发肺大疱破裂而致气胸。

（张文燕　于　洋　周月如　王园园）

第十二节　大咯血

咯血指声门以下呼吸道和肺病变出血经口咳出。一次咯血量超过 200 毫升或 24 小时超过 500 毫升为大咯血，是呼吸系统常见急危症。大咯血患者的主要死亡原因是窒息，其次为失血性休克。24 小时咯血量超过 1 000 毫升者，死亡率约为 80%。

一、大咯血的病因

大咯血 90% 以上来源于支气管动脉。常见病因有肺结核、支气管扩张、肺脓肿、慢性支气管炎、肺炎、二尖瓣狭窄、肺癌等。

二、大咯血的抢救和治疗

注意保持呼吸道通畅,防止和抢救窒息;补充血容量,纠正失血;立即止血,措施包括药物、纤维支气管镜下止血、气囊导管压迫止血、支气管动脉栓塞术、肺叶或肺段外科切除手术等;治疗病因。

三、大咯血的护理

(一)护理目标

1. 及时发现大咯血先兆征象,做好抢救准备,提高疗效。

2. 保持呼吸道通畅,抢救窒息,挽救生命。

3. 保障有效补液,维护血流动力学稳定。

4. 协助实施止血措施。

(二)护理措施

1. 加强病情观察,及时发现咯血先兆征象,患者于大咯血前均有不同程度的先兆症状出现。主要有咽部发痒、梗塞感,胸部憋闷、胸内发热不适,胸内有流水、吹风、咕噜、滑响感。其中以胸部或咽部不适先兆表现者居多。从先兆表现后到出现大咯血的时间从数分钟到数小时不等,多数患者在出现先兆症状后 1 小时左右出现大咯血。护士一旦发现上述征象后,应立即测量患者的生命体征,协助其取患侧卧位,并向医生报告。

2. 充分做好抢救准备。发现咯血先兆后,立即备好抢救物品和药物,重要的准备包括吸痰器、氧气设备、气管插管包、气管切开包、呼吸机、胸腔闭式引流装置及止血、止咳、镇静、呼吸兴奋剂等药物,留取血标本,送检血常规、血型、交叉配血等,做好输液、输血的准备工作。

3. 大咯血时的抢救及护理。

(1)大咯血窒息的抢救及护理:大咯血时失血性休克致死较少见,但并发窒息是导致死亡的常见原因。因此,要严密观察病情,及时发现并果断处理窒息。一旦发生要立即抢救,迅速清除阻塞呼吸道的血块,恢复呼吸道通畅。

当大咯血发生后咯血突然中断,患者极度烦躁,有濒死感,极度呼吸困难、发绀,张口瞪目、喉头作响,双手抓空,大汗淋漓,甚至伴有抽搐等症状,提示窒息发生。导致窒息的原因主要为黏稠血块堵塞呼吸道或短时间内大量血液淹溺全肺,无力咯出。个别患者咯血量不大,但可因精神过度紧张诱发喉头痉挛而窒息。

抢救和护理的关键是尽快清除阻塞呼吸道的血块和积血,解除通气障碍,恢复患者的自主呼吸。用开口器或汤勺等撬开患者紧闭的牙关,用舌钳钳住舌根,负压吸引器抽吸或用手缠纱布、毛巾等快速掏出患者口腔及咽部的凝血块,清理鼻腔积血,同时轻拍患者背部,促进凝血块的排出。同时,进行体位引流。抱住患者上身,拖至床边,使患者取俯卧位,上半身下垂,同时用手扶托患者前额,头部后仰,保持气道拉直、头低足高位引流,拍击患者背部,将血块排出体外。必要时立即行气管插管、气管切开或纤维气管镜直视下吸取血块。

气道梗阻解除后,若患者自主呼吸仍未恢复,应行人工呼吸或机械通气,给予高流量、高浓度吸氧。遵医嘱给予患者支气管解痉药物、呼吸兴奋剂等,以维持正常的气体交换。检查意识和大动脉搏动,迅速判断是否诱发心搏骤停,后者应立即进行胸外按压或电除颤。

(2)大咯血期间的其他护理:①给患者明确和正确的指导。护士自己要保持镇静,稳定患者情绪,消除其恐慌心理。帮助患者取患侧卧位,将血慢慢咯出,勿屏气、咽下,以免诱发喉头痉挛,导致窒息。大咯血期间嘱患者不能突然改变体位,避免血液引流不畅形成血块,阻塞气道。②密切观察患者血压、脉搏、呼吸等生命体征,注意其意识状态、四肢末梢温度和颜色以及尿量的变化,准确记录咯血量、颜色、性质,预防休克发生。③迅速建立至少 2 条静脉通道,选择体表大静脉。遵医嘱使用止血药,有休克表现者,快速给予生理盐水或输血。垂体后叶素作用时间短,在体内维持

20～30分钟，由肝脏迅速灭活，故需持续给药，静脉滴注时注意观察血压的变化，若患者出现面色苍白、出汗、心悸、呼吸困难、腹痛时，应立即减慢滴速，通知医生。

（3）要求患者绝对卧床，由护士协助变换体位并密切观察，大小便不能下床，以免发生晕厥、摔伤或者诱发再次出血。

（4）介入方法治疗大咯血的护理。随着介入技术的发展，近年来支气管动脉栓塞术和经纤维支气管镜的气道内球囊压迫止血成为治疗大咯血的重要措施。①支气管动脉栓塞术。采用Seldinger技术，将3F微导管经Cobra导管分别插入左右支气管动脉开口行数字减影显示出血靶动脉后，将导管超选择插至支气管动脉分支靶血管内，注入吸收性明胶海绵或聚乙烯醇微粒等进行栓塞治疗，在此基础上，还可以注入高浓度促凝、止血药物，疗效确切。用物准备：术中所需各种导管、栓塞物、造影剂，必须备急救药品、器械、止血药等。患者准备：做碘过敏试验和皮肤准备，备皮范围包括脐以下至双膝上、腹股沟、会阴。术前留置导尿，排空膀胱。向患者和家属简明介绍手术过程、可能的感觉、需要配合的方面。术后护理：密切观察咯血是否减轻或停止，患者的生命体征，观察穿刺部位有无渗血，注意下肢足背动脉搏动情况；注意有无脊动脉栓塞的表现，观察下肢的感觉、运动有无异常，一旦发现应及时报告医生处理，避免截瘫并发症。绝对卧床休息，穿刺侧肢体伸直制动8小时，协助做好生活护理。嘱患者多饮水，促进造影剂排泄。②气道内球囊压迫止血。局部麻醉（局麻）下经鼻插入纤维支气管镜，确定出血部位后，将球囊导管通过工作通道纤维支气管镜送至出血部位，退出纤维支气管镜，装上阀门系统，再经口插入纤维支气管镜（纤支镜）达出血部位，确认球囊位置准确后，注入生理盐水使球囊膨胀压迫出血部位直至出血停止。术前用物准备：准备好急救药品及器械包括止血药、负压吸引器（一台接纤维支气管镜，清除下呼吸道血块；另一台接吸引管及时清除口鼻腔血液，保持上呼吸道通畅）、氧气、气管插管、人工呼吸囊、已消毒的纤维支气管镜、冷光源、电视显像系统、气道内双腔球囊导管。检查纤维支气管镜及电视显像系统是否清晰,球囊导管有无破损,阀门关闭是否正常。在球囊及导管上涂上利多卡因凝胶,拆除球囊导管阀门备用,确保冷光源、心电监护仪、吸痰器性能良好。将以上仪器按方便抢救和术者操作的原则摆放。患者准备:解释该治疗的必要性,简要介绍操作过程、麻醉方法、操作医生,指导患者配合操作。按医嘱给予止血药及补充血容量,以可待因镇咳,必要时给予安定静脉注射。取下义齿。麻醉配合:通常采用局部麻醉,在患者清醒状态下进行操作。准备表面麻醉剂 2％利多卡因,0.5％麻黄素滴鼻液。告知患者麻醉奏效时吞咽困难,声门张大,对刺激反应消失。术中配合:患者取平卧位,头偏向患侧,指导术中如有不适可用手拍床示意。当纤支镜进入声门时患者会有不同程度的窒息感,此时嘱患者深呼吸,头部保持静止,指导其调节呼吸。进入总支气管后嘱患者放松咽喉部,用腹式呼吸,有咳嗽感觉时深吸一口气。当球囊导管送达出血部位时,嘱患者降低呼吸动度,尽量控制咳嗽,防止球囊脱位。在纤支镜退出鼻腔时,及时用 T 型胶布将导管固定在鼻翼处。记录充盈球囊的生理盐水量和导管插入的刻度。整个操作过程严格执行无菌技术操作,预防感染。护士随时用负压吸引器清除口、鼻腔涌出的血液,保持上呼吸道通畅,给予吸氧。加强监护:术中持续监测患者的心电、血压及血氧饱和度,经常询问患者感受,密切观察出血量、患者意识、有无口唇及面色发绀、烦躁、呼吸困难等情况。如发现患者面色苍白、皮肤湿冷、血氧饱和度和血压急剧下降等,提示休克发生,应立即报告医生及时抢救。必要时配合医生行气管切开术或气管插管。③术后护理。嘱患者禁声,2小时后能进食流质饮食,避免剧烈咳嗽、咯痰,防止球囊导管移位或被咳出,随时检查导管有无脱出。密切观察患者生命体征变化,咳出物的颜色、性状,呈鲜红色提示有活动性出血,及时报告医生处理。

(5)大咯血后的护理:①嘱患者卧床 1 周以上,避免大声讲话和情绪激动。②更换污染的被服、衣物,倾倒容器中咯出的血液。保持口腔清洁,帮助患者用温开水漱口,消除咯血后的口腔异味和不适。调节室内的温度和湿度,环境通风。③活动性大咯血时,患者应暂禁饮食,出血停止后可进食温凉流质饮食,待病情好转后改半流质饮食。忌辛辣、刺激、粗糙和过烫的食物。④保持大便通畅,必要时给予缓泻剂或灌肠,以免排便用力诱发咯血。

(张文燕 张丽云 江 茜 刘路君)

第四章 循环系统疾病护理

第一节 心血管内科护理常规

一、常规护理

按内科疾病护理常规护理。

二、测量脉搏和呼吸

必须准确计数 1 分钟,并注意脉率、脉律、脉搏的强弱及呼吸次数,如脉搏不规律,应数同 1 分钟内的脉搏与心率。

三、严密观察病情变化

特别注意其心率、心律、血压、呼吸以及氧饱和度的变化,有无心率过快、脉搏缓慢、咯血、呼吸困难、胸闷、憋气、腹痛、咽喉部疼痛、肢体疼痛等不适症状,记录病情变化持续时间和缓解方式,发现病情变化应及时报告医师处理。

四、呼吸困难

采取半卧位,抬高床头,给予氧气吸入,一般用氧每分钟 2～4 升。对于严重缺氧者,使用面罩吸氧,氧流量每分钟 6～8 升;对于急性肺水肿者,可在湿化瓶内盛入 20%～30% 乙醇吸氧,以降低肺泡内泡沫的表面张力,改善通气功能。

五、饮食

给予易消化的低盐、低脂饮食,忌烟、酒、咖啡、浓茶及其他刺激性食物,多吃新鲜蔬菜,每餐进食不宜过饱。对于水肿和心力衰竭的患者,给予低盐饮食,限制入水量,准确记录其出入量,每日清晨测量体重,观察水肿程度和治疗效果。

六、注意保持排便通畅

切忌排便时用力过度,增加心脏负担。

七、药物使用的观察护理

(一)服用抗凝血药

阿司匹林和波立维饭后服用,以减轻对胃部刺激,如有胃部不适感觉,可增加胃黏膜保护药,同时留取粪常规,密切观察排便性质,检查隐血结果。

(二)服用华法林药物

抗凝血治疗国际标准化比值(INR)为 1.5~2.5,同时观察有无出血,如皮肤出血点、淤斑、牙龈出血、鼻出血。

(三)使用洋地黄

1. 严密观察有无恶心、呕吐、脉搏缓慢、复视、黄绿视等中毒现象。

2. 服药前,数脉搏,如脉搏<60 次/分或发现不规律,或脉搏骤然增快的情况,应立即报告医师,做心电图,观察有无心律失常。

(四)使用利尿药

1. 长期服用利尿药通常在上午服用,应注意有无电解质紊乱。

2. 静脉注射利尿药后,通常在 15~30 分钟内排尿,准确记录尿量,观察用药效果。

(五)使用降压药

1. 观察患者的血压,有无头晕、头痛症状。

2. 服用钙离子拮抗剂降压时观察有无牙龈肿胀、下肢踝部的水肿。

(六)输液治疗

1. 输液量不宜过多、速度不宜过快,一般每分钟在 40 滴以内,应严格限制老年人、风湿性心脏病、心肌病和心力衰竭的患者的输液速度。

2. 输入硝酸酯类药物时,询问患者有无头涨、头痛、心慌等不适症状。

八、做好心理护理

避免患者焦虑、抑郁和情绪激动。保持病室安静,床头交接班时,不要谈及患者的病情,以免增加患者的心理负担。

九、健康宣教

1. 做好入院宣教,告知护理安全防范措施,如谨防跌倒、坠床、导管脱出。

2. 交代留取各种标本的方法与注意事项,尤其是抽卧立位血液和葡萄糖耐量实验检查时。

3. 介绍病区环境,告知护理等级的活动范围和要求、作息时间、医护人员和责任护士名字。

4. 讲解所患疾病病因、诱因、临床表现、治疗方法、用药以及转归。

5. 告知患者常用药物的使用方法、不良反应及注意事项。

6. 交代特殊检查和治疗配合要点。

(张文燕　董怡君　穆光宁　阎　伟)

第二节　心脏瓣膜病的护理

一、概述

心脏瓣膜病是指心瓣膜、瓣环及其瓣下结构由于风湿性或非风湿性炎症、变性、粘连,先天发育异常,老年退行性变和钙化,以及冠状动脉硬化引起乳头肌、腱索缺血坏死、断裂等原因,使一个或多个瓣膜发生急性或慢性狭窄或(和)关闭不全,导致血流机械障碍和(或)反流,临床上最常见受累瓣膜为二尖瓣,其次为主动脉瓣。风湿性心瓣膜病与发病季节及呼吸道 A 族 B 型溶血性链球菌感染密切相关。该病常见于贫民或医疗较差地区居民,在热带地区非常流行。在我国,风湿性心瓣膜病(简称风心病)是心瓣膜病最主要的病因。

心脏瓣膜病分为风湿性和非风湿性,也可分为原发性心脏瓣膜病和获得性心脏瓣膜病。瓣膜病的诊断一般综合病损部位、病因以及瓣功能损伤的类别和严重程度来确定,并结合临床表现确定治疗方案。

二、主要治疗原则

1. 治疗心功能不全,应用药物及氧气吸入。

2. 加强营养,预防控制上呼吸道感染,预防便秘。

3. 积极治疗并发症。

4. 介入治疗。

5. 外科手术治疗。

三、护理评估

(一)一般资料

重点了解患者年龄、性别、工作性质、经济状况、家族史、过敏史、生活方式(吸烟、饮酒、饮食习惯、二便情况、运动状况、居住环境)、活动状况、文化水平、接受能力、性格类型等。年轻女性婚育资料的收集。

(二)临床表现

1. 风湿症状:关节疼痛时部位、性质、诱因及局部的红、肿、热、痛情况。

2. 生命体征:评估体温、血压、脉搏、呼吸、有无咯血、肺部啰音及肺水肿等,评估这些表现在患者接受治疗护理后的变化。

3. 长期服用洋地黄的患者评估有否中毒症状。

4. 饮食状况:重点注意盐的摄入情况。

(三)辅助检查

血常规、生化指标、凝血指标、风湿免疫指标;心功能评价情况;长期服用利尿药的注意电解质情况。

(四)心理状况

患者对自己的病史、病程是否了解,对疾病的严重程度是否缺乏思想准备及足够认识。另外,由于经济条件,患者往往担心费用及预后。女性患者往往担心生育受影响。

四、护理要点

(一)严密观察

严密观察患者的体温、心率、心律、血压、呼吸情况,观察有无咯血、肺部啰音及肺水肿等症状。

(二)体位

患者有心力衰竭或呼吸困难时,应给予氧气吸入和采取半卧位。

(三)用药

遵医嘱应用抗生素、阿司匹林抗风湿治疗,应用洋地黄药物时,应密切观察药物的疗效、不良反应,如黄视、绿视,注意观察心率(律)、脉搏,有无恶心、呕吐;使用利尿药时要准确记录出入量,注意电解质情况,防止低钾现象发生。

(四)风湿

活动时需适当休息,待体温、血沉、心率正常,症状基本消失后,可逐渐活动,如活动后心率明显增快并伴有不适感,仍需控制活动,卧床休息。

(五)饮食

要注意合理搭配,保证高蛋白质、高热量、高维生素、低脂肪等易消化食物,有心力衰竭时要限制钠盐的摄入。

(六)预防便秘

鼓励患者多食水果、蔬菜及高纤维食品,避免大便用力。因为用力排便会使会厌关闭,胸腔内压力升高,导致收缩压升高,心脏负荷增加。

（七）心理护理

1. 多与患者进行思想沟通,解除其顾虑,指导其充分认识和正确对待自己的疾病,防止感冒及过度劳累。

2. 进行有针对性的交流及沟通,告诉患者瓣膜病有内科及外科治疗两方面,内科治疗在于预防风湿活动,避免瓣膜病加重,对已出现的病状进行对症处理,对于病变严重及先天性瓣膜疾患患者可采取有利的手术方法。

3. 向患者讲述身边病友康复的例子,增强其战胜疾病的信心。

五、健康宣教

1. 对于风湿性心脏病患者应尽可能地改善居住环境,避免长时间居住在阴暗潮湿的环境中。

2. 保持良好的口腔卫生,积极治疗龋齿及牙龈炎等。

3. 避免感冒,出现发热应及时就医。

4. 劳逸结合,有心力衰竭的患者,应卧床休息。

5. 鼓励患者多进食高热量、高蛋白质、高维生素等易消化食物,少食多餐。

6. 心力衰竭患者应限制盐及钠的摄入。

7. 服用洋地黄及利尿药时,注意观察不良反应及尿量,多食含钾较高食物,如干蘑菇、干莲子、黄豆、青豆、海带、干辣椒、豆皮、花生、木耳、葵花子、榨菜、柑橘、柚子。如有异常应及时就医。

8. 阿司匹林等药物宜饭后服用;服用抗凝药时注意观察出血倾向,如牙龈出血、皮肤瘀点、鼻出血、血尿,饮食时避免长期吃菠菜、胡萝卜、白菜、菜花、豌豆、马铃薯、番茄、蛋、猪肝等含维生素 K 丰富的食物。

9. 育龄妇女应指导避孕方法,计划生育。瓣膜病变较轻者,应在严密监护下安全度过妊娠、分娩及产褥各期。向患者及其家属说明治疗的长期性、艰巨性,鼓励患者正确对待,积极配合,改变旧的生活模式(作息、活动、嗜好、饮食、文化生活等),以适应稳定病情的需要。

10. 向患者介绍心脏瓣膜手术的基本方法、术前注意事项、术后锻炼方法及服药注意事项,并避免感冒。积极主动地配合医师治疗。

11. 遵医嘱定期门诊复查。

(张文燕　李　斐　王小杰　刘　晨)

第三节　心肌炎的护理

一、概述

心肌炎是指心肌局限性或弥散性的炎症,常为各种全身性疾病中的一部分。因传染病引起的心肌炎已明显减少,风湿性心肌炎亦趋减少,病毒性心肌炎则相对增多。

病毒性心肌炎是病毒感染引起的心肌局限性或弥散性炎症病变,病因以引起肠道和呼吸道感染的各种病毒最常见,如柯萨奇病毒 A 和 B、艾柯病毒、脊髓灰质炎病毒、流感和疱疹病毒,尤其是柯萨奇病毒 B。病毒直接侵犯心肌,造成心肌细胞溶解,免疫反应同时存在;在病变的晚期,免疫反应是造成心肌损伤的主要因素。该病以青壮年发病率最高。

临床表现:病前1~4周有呼吸道或肠道感染病史,轻者可无症状,多数患者有疲乏、胸闷、心悸、心前区隐痛等心脏受累的表现,与体温不成比例的心动过速等;重症者可发生严重心律失常、心力衰竭、心源性休克,甚至猝死。

其治疗上目前尚无特效疗法,以对症治疗为主。

1. 急性期:卧床休息,注意营养,使用改善心肌营养与代谢的药物,如维生素 C、复合维生素 B、肌苷、能气朗。

2. 糖皮质激素的应用:尚有争论,一般情况下不主张使用,严重心律失常下可考虑使用。

二、治疗原则

(一)原发病的治疗

病毒感染者可予抗病毒药,伴细菌感染者,给予抗生素。

(二)对症治疗

急性期卧床休息,注意营养。给予促进心肌营养与代谢的药物,如维生素C、能量合剂、肌苷、环磷腺苷(cAMP)的综合治疗,待症状、体征好转,心电图正常后可逐渐增加活动量。出现心功能不全、心律失常、休克时应积极纠正。

(三)遇严重心律失常

可考虑应用糖皮质激素。

三、护理评估

(一)发病情况

发病时间、发病季节、发病前是否有过感染及伴有体温升高过程。

(二)症状

询问患者心脏受累的表现,是否伴有心悸、气短并活动后感觉明显。

(三)体征

较常见的有心率增快与体温升高不成比例,心尖区第一心音减弱、出现第三心音;重者可出现舒张期奔马律、心包摩擦音及心脏不同程度的扩大;更严重者出现血压下降、脉搏细数及肝大等循环衰竭体征。

(四)心理社会评估

1. 一般资料。

重点了解患者年龄、性别、家庭状况、家族史、既往史(关注感冒发热、感染史)、过敏史、生活方式(吸烟、饮酒、饮食习惯、二便情况、运动状况、居住环境)、活动状况、文化水平、接受能力、性格类型等。年轻女性婚育资料的收集。

2. 临床表现。

(1)感染症状:询问患者近期内(1～4周前)是否有发热、咽痛、全身酸痛、呕吐、腹泻等病毒感染的表现。

(2)生命体征:评估是否有心悸、胸闷、气促、心前区隐痛、乏力、咳嗽、呼吸困难、发绀等。评估这些表现在患者接受治疗护理后的变化。

(3)饮食状况:重点注意各种营养的摄入情况。

3. 辅助检查。

辅助检查主要包括心电图有 ST-T 改变,R 波降低及各种心律失常,特别是房室传导阻滞、室性期前收缩;血清学检查心肌酶学增高,血沉加快,白细胞可增多,C 反应蛋白增加,抗心肌抗体滴度增高等。高热时注意血培养结果。

4. 心理状况。

病毒性心肌炎患者依症状的轻重不同可有不同的心理反应。症状轻者,容易忽视而不注意休息,对病情的恢复不利;症状重者,因担心疾病的预后和经济负担易产生焦虑、恐惧等心理,家属的心理也随病情变化而变化,护士应进行动态的心理评估。

四、护理要点

(一)一般护理

1. 根据病情的轻重不同,动静结合,量力而行。

2. 急性发作或伴有严重心律失常、心力衰竭症状明显者,应严格控制活动量,卧床休息,禁止用力,以减轻心脏负荷,减少心肌耗氧量。

3. 对体温过高者,给予药物或物理降温。

4. 避免情绪激动与烦躁,保证患者足够的休息和睡眠。

5. 注意保持排便通畅,必要时给予缓泻药,避免因便秘而加重心脏负担。

6. 待体温、心电图、X 线及症状恢复正常后可逐渐增加活动量。

7. 遵医嘱及时准确地给药,观察用药后的效果及不良反应。

(二)饮食

给予高热量、高蛋白质、高维生素饮食,以促进心肌细胞恢复。注意:进食不宜过饱,禁食用咖啡、茶及其他刺激性食物,心力衰竭者限制钠盐的摄入,忌烟。

(三)多与患者沟通

协助生活护理,减轻患者的心理压力,使其主动配合治疗、护理。

五、健康宣教

1. 合理安排休息和活动。

2. 急性期绝对卧床休息,时间为 2～3 个月,6～12 个月内避免从事或参与重体力劳动及活动。

3. 保持室内温暖,定时通风换气,保持空气新鲜。

4. 每日准确记录 24 小时出入量。

5. 避免诱因,避免劳累,注意合理营养,预防呼吸道感染。

6. 坚持药物治疗,定期随访,病情变化时及时就医。

(张文燕　鲁腾飞　徐雪姣　杜　薇)

第四节　心包炎的护理

一、概述

心包炎是指心包膜发生急性炎症性病变后,最初可表现为纤维蛋白或纤维蛋白-浆液性心包炎,继之浆液增多,并可变为血性或脓性积液,压迫心脏,以后或吸收,或纤维化,心包脏层和壁层之间及心包与周围组织粘连、肥厚、钙化,最终发展为亚急性渗出-缩窄性心包炎或慢性缩窄性心包炎,引起血流动力学障碍。

按病程可分为急性和慢性心包炎两类,根据症状和体征,结合 X 线、心电图和超声波检查可做出诊断。心包穿刺有助于病因诊断。治疗方案为对原发疾病的治疗、解除心脏压塞和对症治疗。

心包炎分急性心包炎、慢性心包炎两类。急性心包炎包括特发性心包炎、感染性心包炎（病毒性心包炎、结核性心包炎、化脓性心包炎）、胶原性心包炎（风湿性心包炎、狼疮性心包炎）、尿毒症性心包炎；慢性心包炎包括慢性非缩窄性心包炎、慢性缩窄性心包炎。

二、主要治疗原则

（一）病因治疗

积极治疗结核病、风湿热、病毒感染、肿瘤等原发病。

（二）并发症治疗

如施行心包穿刺术，抽出心包积液，缓解症状。

三、护理评估

（一）一般资料

重点了解患者既往史（关注风湿史、感染史、结核病史、免疫病史等）。

（二）临床表现

1. 生命体征。

评估体温、血压、脉搏、呼吸、有无胸痛、干咳、肺部啰音、缺氧症状、心脏压塞症状等，评估这些表现在患者接受治疗护理后的变化。

2. 有水肿时。

注意体重、腹围变化。

3. 饮食状况。

总量及营养的摄入情况。

（三）辅助检查

1. 血常规、生化指标、凝血指标、风湿免疫指标以及心功能评价情况。长期服用利尿药者还应注意电解质情况。

2. 有结核史的患者注意结核菌素试验结果。

（四）心理状况

患者对自己的病史、病程是否了解,对疾病的严重程度是否缺乏思想准备及足够认识。另外,有些患者限于经济条件往往担心费用及愈后。女患者往往担心生育受影响。

四、护理要点

1. 按心血管病内科一般护理常规。

2. 积极治疗原发病,如抗结核、抗感染、抗风湿治疗和纠正尿毒症。

3. 密切观察病情变化,如体温、血压、心率、心律、心音,有无胸痛、干咳、声音嘶哑、吞咽困难、食欲减退症状,如有变化,应及时报告医师。

4. 急性心包炎患者出现胸痛、发热及心包摩擦音时应卧床休息或取半坐卧位休息,保持情绪稳定,减少心肌耗氧量。待症状消失后,帮助患者逐渐增加活动量。缩窄性心包炎患者应注意休息,避免劳累,出现心脏压塞时应绝对卧床休息,护士做好生活护理。

5. 对心包渗出液明显的患者,严密观察心脏受压征象。如患者伴有面色苍白、呼吸急促、烦躁不安、血压下降、心率快、发绀症状,应及时报告医师,必要时配合医师进行心包穿刺。

6. 给予高热量、高蛋白质、高维生素和易消化饮食,以增强机体抵抗力,补充分解代谢的消耗。若已经出现心脏压塞或心功能不全,则应注意控制总量的摄入,对于因结核、肿瘤引起的心包炎要注意营养的摄入,而对于因尿毒症引起的心包炎则要限制蛋白质的摄入。

7. 对合并水肿患者应准确记录出入量,定时测量腹围、体重并记录。

8. 对发热患者每日测量并记录 4 次体温。对高热者可给予物理降温,无效时遵医嘱给予退热药,嘱患者多饮水。

9. 心理护理。

(1)急性心包炎是全身疾病的一种表现,患者会因为有较多的临床症状而紧张。责任护士可以与医师协商后向患者介绍病情并进行健康宣教,以取得患者的合作。但对于尿毒症和肿瘤等症引起的急性心包炎患者,要注意对患者介绍病情的方式和程度,以免患者出现绝望情绪。

(2)由于慢性心包炎病程较长,患者会因此而出现对自己的疾病持无所谓的态度,要使患者对自己的疾病给予足够的重视,以保证得到连续、有效的治疗,使患者坚强起来,积极配合医师的治疗。

(3)缩窄性心包炎患者有心慌、气促、乏力等症状带来精神负担,加之面临手术的恐惧心理,应主动关心,向患者讲解术前、术后的注意事项,以解除顾虑,稳定情绪,积极配合治疗。

五、健康宣教

1. 加强个人卫生,预防各种感染。

2. 遵医嘱及时、准确地使用药物并定时随访。

3. 绝对戒烟。

4. 结核性心包炎患者出院后继续接受抗结核治疗,如有不适应随时就诊。

5. 加强营养,进食高热量、高蛋白质、高维生素和易消化饮食,以增强机体抵抗力,补充分解代谢的消耗。

6. 劳逸结合,适量活动,预防心力衰竭。

7. 缩窄性心包炎如及早施行手术,可使疾病痊愈或改善,若手术不及时则预后较差,故应向患者及其家属讲明手术治疗的重要性,使患者于早期接受手术治疗。

(张文燕　毛桂杰　李　婧　张　月)

第五节 感染性心内膜炎的护理

一、概述

感染性心内膜炎（IE）是指病原微生物经血行途径侵犯心内膜、心瓣膜或邻近大动脉内膜所引起的感染并伴赘生物的形成。根据受累瓣膜类型，感染性心内膜炎可分为自体瓣膜 IE 和人工瓣膜 IE。

二、治疗原则

积极、有效、合理地使用抗生素是感染性心内膜炎治疗的关键，可以消除感染、降低病死率。治疗原则为早期应用、用足剂量、选用杀菌药、疗程要长（一般 4～8 周，部分患者需 8 周以上）。同时，保护患者心功能尤为重要，可参考常见心力衰竭的治疗方法。手术治疗主要是更换心脏瓣膜，清除赘生物，提高患者生存率。

二、护理评估

（一）一般资料

了解患者近期有无皮肤或其他器官的感染；近期是否接受过口腔治疗、其他创伤性诊疗技术；有无风湿性心脏病、先天性心脏病及其他心脏病病史，是否接受心脏手术及手术时间；是否有静脉内滥用药物的经历；是否有周身不适、倦怠乏力、高热伴寒战的病史；体重是否下降等。

（二）临床表现

1. 全身表现：常见为发热，亚急性起病者多为低热，体温很少超过 39.5℃，伴畏寒、多汗，部分患者伴进行性消瘦、乏力、肌肉及关节疼痛；急性起病者往往呈急性败血症表现，高热、寒战及全身毒血症状明显。

2. 心脏表现:心脏杂音见于大多数患者,充血性心力衰竭是本病较常见的并发症。

3. 心外表现:全身性栓塞是感染性心内膜炎常见的临床表现。

（三）辅助检查

1. 血培养阳性有决定性诊断价值,并为治疗提供依据,通常阳性率为 75%。

2. 超声心动图可检出直径>2 毫米的赘生物。

3. 血常规检验中进行性贫血较常见,白细胞数增多或正常。

4. 其他:红细胞沉降率增快、免疫复合物阳性、血清 C 反应蛋白阳性、类风湿因子阳性等指标。

（四）心理状况

起病大多急骤,反复发热,并在短时间内可出现很多症状,患者易产生恐惧、悲观情绪,亦可能对手术治疗后是否会再次出现 IE 而产生疑问,影响疾病治疗的信心。

四、护理要点

1. 注意观察病情。正确测量体温,严密观察体温变化并记录;观察患者心功能情况,是否出现不能平卧并伴双下肢水肿。

2. 嘱患者卧床休息,为患者提供适宜的病房温度和湿度,并保持安静。

3. 对体温在 39℃ 以上者予以乙醇擦浴或温水擦浴。出汗多时可在衣服与皮肤之间垫软毛巾,便于潮湿后及时更换,防止因频繁更衣而受凉。

4. 耐心解释检查目的和注意事项,配合医师做好检查,留取合格的血培养标本,尽快明确病原。

5. 遵医嘱积极、有效、合理地使用抗生素,联合用药观察药物疗效及不良反应;因治疗时间一般较长,应注意保护患者的血管,尽量使用留置针穿刺。

6. 若患者尚未出现脏器功能障碍或衰竭,应积极鼓励患者进食高热量、高蛋白质易消化食物,如鸡蛋、牛奶、酸奶、肉,并注意补充维生素和矿物质,鼓励患者多饮水;一旦出现心功能不全的征象,应摄取低钠饮食,限制水分。

7. 经常检查患者口腔的颊部和舌面,观察是否有白色斑块存在,及早发现长期大量使用抗生素可能带来的真菌感染;对于舌苔较厚、口唇常干裂、口腔有异味的患者,除应做好口腔护理外,还可建议饭前多漱口。

8. 当患者卧床休息时,允许其进行一些自我护理,如翻身、盥洗、进食,并进行一些不费力的自娱活动,如听广播、阅读书报、看电视。

9. 鼓励患者说出内心感受,并对其主诉采取同感性倾听,予以心理支持。

10. 若患者伴有头痛、胸痛或肢体活动有碍时,要高度警惕是否有细菌栓子的脱落。

11. 协助做好手术准备(主要是更换心脏瓣膜、清除赘生物),提高患者生存率。

五、健康宣教

教会患者正确测量体温的方法,让患者了解心功能不全的临床表现,从而及早发现。告诉患者用药后的反应,如降温药和抗生素对胃肠道的刺激,可能会出现恶心、呕吐和食欲缺乏;告知患者不可擅自停药,以免出现不能挽回的后果。鼓励患者注意休息和营养,增强抵抗力,防止呼吸道感染,及时处理隐藏病灶;有心脏瓣膜病或心血管畸形的患者应注意口腔卫生,实施口腔手术、心导管检查、胃肠、生殖系统检查时应给予合适的抗生素预防性治疗。

(冯　英　臧朝霞　姚永鑫　李琪琪)

第六节 心肌病的护理

一、概述

心肌病是指除心脏瓣膜病、冠状动脉粥样硬化性心脏病、高血压心脏病、肺源性心脏病、先天性心血管病和甲状腺功能亢进性心脏病等以外的以心肌病变为主要表现的一组疾病。分为扩张型心肌病、肥厚型心肌病、限制型心肌病及致心律失常型右心室心肌病。

(一)扩张型心肌病

扩张型心肌病主要特征是单侧或双侧心腔扩大,心肌收缩功能减退,伴或不伴有充血性心力衰竭。本病常伴有心律失常,病死率较高。

病因迄今不明,近年来认为持续病毒感染是其重要原因。

(二)肥厚型心肌病

本病常有明显家族史(约占 1/3),目前被认为是常染色体显性遗传疾病,肌肉收缩蛋白基因如心脏肌球蛋白重链及心脏肌钙蛋白 T 基因突变是主要的致病因素。

(三)限制型心肌病

限制型心肌病以单侧或双侧心室充盈受限和舒张容量下降为特征,但收缩功能和室壁厚度正常或接近正常。以心脏间质纤维化增生为其主要病理变化。

二、临床表现

(一)扩张型心肌病

1. 症状。

起病缓慢,多在临床症状明显时就诊,如有气急,甚至端坐呼吸、水肿和肝大等充血性心力衰竭的症状和体征时被诊断出。部分患者可发生栓塞或猝死。

2. 体征。

主要为心脏扩大,常可听到第三或第四心音,心率快时呈奔马律。常合并多种类型的心律失常。

3. 辅助检查。

(1)胸部 X 线检查:心影常明显增大,心胸比>50%,肺淤血。

(2)心电图:可见多种心电异常如心房颤动、传导阻滞。低电压、R 波减低,少数可见病理性 Q 波,多系心肌广泛纤维化的结果,但需与心肌梗死相鉴别。

(3)超声心动图:本病早期即可有心腔轻度扩大,后期各心腔均扩大,以左心室扩大早而显著,室壁运动普遍减弱,提示心肌收缩力下降,以致二尖瓣、三尖瓣本身虽无病变,但在收缩期不能退至瓣环水平而致关闭不全,彩色血流多普勒显示二尖瓣、三尖瓣反流。

(4)心脏放射性核素检查:核素血池扫描可见舒张末期和收缩末期左心室容积增大,左心室射血分数降低;核素心肌显影表现为灶性散在性放射性减低。

(5)心导管检查和心血管造影:早期近乎正常。有心力衰竭时可见左心室、右心室舒张末期压,左心房压和肺毛细血管楔压增高,心排出量、心脏指数减低。心室造影可见心腔扩大,室壁运动减弱,心室射血分数低下。冠状动脉造影多无异常,有助于与冠状动脉性心脏病的鉴别。

(6)心内膜心肌活检:可见心肌细胞肥大、变性、间质纤维化等。活检标本除发现组织学改变外,尚可进行病毒学检查。

(二)肥厚型心肌病

1. 症状。

部分患者可无自觉症状,而因猝死或在体检中被发现。许多患者有心悸、胸痛、劳力性呼吸困难。伴有流出道梗阻的患者,由于左心室舒张期充盈不足,心排出量减少可在起立或运动时出现眩晕,甚至神志丧失等。

2.体征。

体格检查有心脏轻度增大,能听到第四心音;流出道有梗阻的患者可在胸骨左缘第3～4肋间听到较粗糙的喷射性收缩期杂音;心尖部也常可听到收缩期杂音。

3.辅助检查。

(1)胸部 X 线检查:心影增大多不明显,如有心力衰竭则呈现心影明显增大。

(2)心电图:因心肌肥厚的类型不同而有不同的表现。

(3)超声心动图:超声心动图是临床上主要诊断手段,可显示室间隔的非对称性肥厚,舒张期室间隔的厚度与后壁的比例≥1:3,间隔运动低下。有梗阻的病例可见室间隔流出道部分向左心室内突出、二尖瓣前叶在收缩期前移、左心室顺应性降低致舒张功能障碍等。超声心动图无论对梗阻性与非梗阻性的诊断都有帮助。APH 型则心肌肥厚限于心尖部,以前侧壁心尖部尤为明显。

(4)心导管检查和心血管造影:左心室舒张末期压上升。有梗阻者在左心室腔与流出道间有收缩期压差,心室造影显示左心室腔变形,呈香蕉状、犬舌状、纺锤状(心尖部肥厚时)。冠状动脉造影多无异常。

(5)心内膜心肌活检:心肌细胞畸形肥大,排列紊乱有助于诊断。

(三)限制型心肌病

1.症状。

以发热、全身倦怠为初始症状,白细胞增多,特别是嗜酸性粒细胞增多较为特殊。

2.体征。

逐渐出现心悸、呼吸困难、水肿、肝大、颈静脉怒张、腹水等心力衰竭症状。其表现酷似缩窄性心包炎,有人称之为缩窄性心内膜炎。

3. 辅助检查。

心电图常呈窦性心动过速、低电压、心房或心室肥大、T 波低平或倒置。可出现各种类型心律失常，以心房颤动较多见。心导管检查示舒张期心室压力曲线呈现早期下陷，晚期高原波型，与缩窄性心包炎的表现相类似。左心室造影可见心内膜肥厚及心室腔缩小，心尖部钝角化。活检可见心内膜增厚和心内膜下心肌纤维化。

三、治疗原则

(一) 扩张型心肌病

目前治疗原则是针对充血性心力衰竭和各种心律失常。一般是限制体力活动，低盐饮食，应用洋地黄和利尿药。但本病较易发生洋地黄中毒，故应慎用。此外常用扩血管药物、血管紧张素转化酶 (ACE) 抑制药等长期口服。本病在扩大的心房心室腔内易有附壁血栓形成，有心房颤动或深静脉血栓形成等发生栓塞性疾病风险且没有禁忌证的患者，宜口服阿司匹林预防附壁血栓形成。对于已经有附壁血栓形成和发生血栓栓塞的患者必须给予长期抗凝血治疗，口服华法林，调节剂量使 INR 保持在 2～2.5 之间。对一些重症晚期患者，左心室射血分数 (LVEF) 降低和 NYHA 心功能 Ⅲ～Ⅳ级，QRS 增宽 >120 毫秒，提示心室收缩不同步，可通过双心室起搏器同步刺激左、右心室即心脏再进行同步化治疗，通过调整左、右心室收缩程序改善心脏功能，缓解症状，有一定疗效。少数患者有严重的心律失常，危及生命，药物治疗不能控制，LVEF< 30%，伴轻至中度心力衰竭症状、预期临床状态预后尚好的患者可置入心脏电复律除颤器，预防猝死的发生。

(二) 肥厚型心肌病

梗阻性肥厚性心肌病治疗以 β-受体阻滞药及钙通道阻滞药为最常用，以减慢心率，减轻流出道肥厚心肌的收缩，缓解流出道梗阻，增加心排出量，并可治疗室上性心律失常。常用美托洛尔或维拉帕米 (由小剂量逐渐增加)。对重度梗阻性肥厚型心肌病可做无水乙醇流出道心肌切开术。

(三)限制型心肌病

主要避免劳累、呼吸衰竭,只能对症治疗。

四、护理常规

(一)评估

1. 评估患者的健康史:心肌受损程度及诱发因素。

2. 评估患者的身体状况:心功能情况、主要临床表现及查体情况。

3. 评估患者的心理状况:对疾病的认知程度及心理应对能力。

4. 评估患者的辅助检查结果。

(二)护理要点及措施

1. 密切观察患者生命体征,注意有无呼吸困难等充血性心力衰竭现象。改善呼吸,增进舒适,给予半卧位和氧气吸入,指导患者有效的呼吸技巧,每 2 小时协助患者翻身 1 次。密切观察心率、心律、血压、呼吸的变化,必要时进行心电监护。心力衰竭者应确保低盐饮食。同时,做好防寒保暖,预防感冒和上呼吸道感染,严格执行无菌操作。

2. 改善心排出量:监测患者周围血管灌流情况,如脉搏、皮肤温度、皮肤颜色、毛细血管充盈;监测左侧心力衰竭和右侧心衰竭的征象;让患者卧床休息,限制活动;遵医嘱严格限制液体治疗,精确记录患者的出入量,维持体液平衡。遵医嘱给予利尿药,并监测有无电解质紊乱。

3. 观察患者疼痛的部位、性质、程度和持续时间。调整情绪,促进身心健康。不良情绪使交感神经兴奋,心肌耗氧量增加。因此,需多与患者交谈接触,了解其思想顾虑,照料饮食起居,促进身心休息,减轻心脏负荷,从而改善心功能,延缓心力衰竭发生。如已出现心力衰竭的症状应绝对卧床休息。

4. 用药护理。

(1)扩张型心肌病:以控制心力衰竭为主,选用洋地黄、利尿药、血管扩张药。在使用洋地黄时应密切观察,采用缓给法,剂量宜小,因心肌病患者对洋地黄敏感性增强,易致中毒;还可应用血管扩张药物以减轻心脏负荷;在使用 β-受体阻滞药时,心功能不全者应慎用,防血压过低和心动过缓;同时给予改善心肌代谢药物(如 FDP、辅酶 Q_{10})。

(2)肥厚型心肌病:主要是长期应用 β-受体阻滞药(普萘洛尔)、钙离子拮抗药(维拉帕米、硝苯地平),能减轻流出道肥厚心肌的收缩,降低流出道梗阻程度,改善症状,对于晚期患者梗阻症状不明显而心功能已减退者不宜多用。当心力衰竭时应慎用洋地黄及利尿药,因可使心室收缩力加强及减少心室充盈量,反可加重流出道梗阻,使病情加重。心绞痛发作时,不宜用硝酸酯类药物,以免加重左心室流出道梗阻。

5. 并发症的预防及护理。

(1)栓塞:遵医嘱给予抗凝血药,以防血栓形成。心脏附壁血栓脱落可致动脉栓塞,发生栓塞之前一般无预兆。因此,需随时观察有无偏瘫、失语、血尿、胸痛、咯血等症状出现,以便及时做出处理。

(2)心绞痛:肥厚型心肌病发生晕厥时应立即取平卧位,抬高下肢,使心室充盈度增加,从而增加心排出量。安慰患者,解除紧张情绪。如有心绞痛应帮助患者舌下含服硝酸甘油或硝苯地平(心痛定)等药物,报告医师,做心电图,必要时给予持续吸氧,每分钟2~4升。本病猝死机会多,应备好抢救物品和药物以及电复律仪器等急救设施。

五、健康宣教

1. 休息。心肌病患者限制体力活动甚为重要,可使心率减慢、心脏负荷减轻,心力衰竭得以缓解。当心力衰竭得到控制后,仍应限制活动量,促使心脏扩大得到恢复。肥厚型心肌病患者休息可使心肌做功减少,收缩下降,心室充盈量增多,减轻梗阻症状。

2. 合理饮食。宜食用低盐、高维生素、富营养、少量多餐及增加粗纤维的食物,避免高热量和刺激性食物。防止因饮食不当造成的水、钠潴留及便秘,使心肌耗氧增加而增加心脏负荷。

3. 避免诱发因素。扩张型心肌病患者强调避免劳累,宜较长期休息使心脏扩大减轻、心功能得以恢复,同时应避免病毒感染、酒精中毒及其他毒素对心肌的损害。肥厚型心肌病患者须避免剧烈运动、情绪激动、突然用力或提取重物,以免心肌收缩力增加,加重流出道梗阻,从而减少猝死发生。

4. 坚持药物治疗。注意洋地黄类药物的毒性反应,并定期复查,以随时调整药物剂量。

5. 严密注意病情变化。症状加重时须立即就医。

(冯 英 王一秀 张晓倩 王 雪)

第七节 心律失常的护理

一、概述

心律失常是指心脏冲动的频率、节律、起源部位、传导速度或激动次序的异常。按其发生原理,可分为冲动形成异常和冲动传导异常两大类。

(一)冲动形成异常

1. 窦性心律失常。

(1)窦性心动过速。

(2)窦性心动过缓。

(3)窦性心律不齐。

(4)窦性停搏。

2. 异位心律。

(1)被动性异位心律。①逸搏(房性、房室交界区性、室性)。②逸搏心律(房性、房室交界区性、室性)。

(2)主动性异位心律。①期前收缩(房性、房室交界区性、室性)。②阵发性心动过速(房性、房室交界区性、房室折返性、室性)。③扑动、颤动(心房、心室)。

(二)冲动传导异常

1. 生理性。干扰及房室分离。

2. 病理性。

(1)窦房传导阻滞。

(2)房内传导阻滞。

(3)房室传导阻滞。

(4)束支或分支阻滞(左、右束支及左束支分支传导阻滞)或室内阻滞。

3. 房室间传导途径异常(又称作捷径传导)。

此外,临床根据心律失常发作时心率的快慢可分为快速性心律失常和缓慢性心律失常。前者包括期前收缩、心动过速、扑动和颤动;后者包括窦性心动过缓、房室传导阻滞等。

二、治疗原则

(一)药物治疗

药物治疗主要针对自律性异常、触发机制和折返激动达到减慢舒张期除极,提高阈电位,从而降低心肌细胞自律性;可通过超极化膜电位,抑制因早后除极和晚后除极导致的触发性心律失常。

(二)非药物治疗

非药物治疗主要包括体外电复律和电除颤、导管消融术、器械植入及直接对心律失常的外科手术。

1. 体外电复律和电除颤。将一定强度的电流通过心脏,使心脏全部或绝大部分心肌纤维在瞬间立即去极化,造成心脏短暂停搏,然后由窦房结或心脏其他自律性高的起搏点重新主导心脏起搏。

2. 导管消融治疗。阻断引起心动过速的折返环路,消除异位兴奋灶。

3. 器械置入。器械置入包括心脏起搏器治疗和置入型心律转复除颤器,通过发放电脉冲或电击心脏达到治疗目的。

4. 外科手术。通过外科手术切除异位兴奋灶或心动过速生成、维持与传播的组织,从而根治某些心律失常。

三、护理评估

(一)一般资料

一般资料包括年龄、性别、工作性质、经济情况、家族史、既往史、过敏史、生活方式等。

(二)健康史

1. 评估患者引起心律失常的原因。

(1)新陈代谢需要量的增加,如饮酒、喝咖啡、发热、情绪激动、剧烈运动。

(2)血容量突然减少,如失血性休克。

(3)全身性的感染。

(4)药物的不良反应,如洋地黄中毒、抗心律失常药物引起的心律失常作用、其他药物不良反应引起的心律失常。

(5)电解质紊乱,如低血钾、高血钾。

(6)心脏本身器质性病变,如冠心病、风湿性心脏病、高血压性心脏病、心肌病、心肌炎、充血性心力衰竭。

(7)其他系统疾病,如甲状腺功能亢进或减退、呼吸功能衰竭导致的严重低氧血症或高碳酸血症。

(8)机械性刺激,如开胸手术、气管插管、插入各种导管。

(9)触电、溺水等。

(10)肿瘤转移到心脏。

2. 以前有关心律失常的记录。包括发作时间、次数、就医及转复情况。

3. 近期所服抗心律失常药物的名称、效果、不良反应等。

4. 是否行电复律、起搏器置入术、射频消融术及外科手术治疗等,效果如何。

(三)临床表现及体征

观察和询问患者心律失常引起的症状(心悸、心脏漏跳感、头晕、乏力、黑矇、晕厥、胸痛、胸闷、心绞痛、呼吸困难)的程度、持续时间及给患者生活带来的影响。患者对心律失常的感受有很大不同,须结合其他的症状、体征加以分析。

(四)辅助检查

辅助检查主要包括心电图、持续心电监测、24 小时动态心电图及一些特殊检查(食管内心电图、食管心脏调搏检查、心内心电图检查)及实验室检查(血气分析、电解质、血药浓度、风湿因子、心肌酶等)。

(五)心理社会评估

大部分心律失常会影响血流动力学,使患者有各种不适的感受,严重者有濒死感,从而产生焦虑、恐惧及挫败感。因此,要评估焦虑、恐惧及挫败感的程度。另外,还需评估患者的应急能力及适应情况。

四、护理要点

(一)心理护理

应向患者做好解释工作,消除其思想顾虑和悲观情绪。一些功能性心律失常的患者,往往经过休息、精神安慰和消除各种诱因可取得显效,必要时可使用镇静药。

(二)休息

对某些功能性心律失常的患者,应鼓励其维持正常规律的生活和工作,注意劳逸结合。患有严重心律失常者在疾病发作时,应嘱其绝对卧床休息。

(三)饮食

饱食、饮用刺激性饮料(浓茶、咖啡等)、吸烟、酗酒均可诱发心律失常,应避免。指导患者少食多餐,选择清淡、易消化、低脂和富于营养的饮食。心功能不全的患者应限制钠盐的摄入,应鼓励服用利尿药的患者多进食富含钾的食物,如橘子、香蕉,避免出现低血钾而诱发心律失常。

(四)吸氧

缺氧可导致或加重心律失常,故应根据血氧饱和度调节氧气浓度和流量。

(五)病情观察

监测脉搏、心律、心率和血压等。测心率、脉搏时应连续测定1分钟;对有心房颤动的患者,应由两人同时分测心率和脉率。此外,应密切观察患者有无胸闷、心悸、呼吸困难、心绞痛、阿-斯综合征发作的症状。发现异常应及时报告医师予以处理。

(六)心电监护

对心律失常患者行心电监护有助于诊断、治疗、观察疗效及判断预后。

(七)其他

对各种心律失常均应积极查找病因及诱因,进行针对性治疗。

(八)抢救配合

准备抢救仪器(如除颤器、心电图机、心电监护仪、临时心脏起搏器)及各种抗心律失常药物和其他抢救药品,做好抢救准备。

(九)用药护理

1. 抗心律失常药物的分类。

第Ⅰ类:膜抑制剂,主要降低心肌细胞对钠离子的通透性,从而减慢传导,延长有效不应期,减低自律性。

第Ⅱ类:β肾上腺素受体阻断药,主要通过减低或阻断交感神经对心脏的作用,延长房室结传导时间。

第Ⅲ类:阻滞钾离子通道为主,延迟复极时间,控制心室率。

第Ⅳ类:钙离子通道阻断药,主要通过阻断钙离子通道的开放,减低传导速度,延长有效不应期。

2. 临床常用的抗心律失常药物。

第Ⅰ类抗心律失常药物:

(1)利多卡因。①适应证:适用于急性心肌梗死、心脏手术、心导管、洋地黄中毒所致室性心律失常,如室性期前收缩、室性心动过速及心室颤动。②不良反应:头晕、倦怠、言语不清、感觉异常、肌肉颤动,甚至惊厥;神志不清及呼吸抑制;大剂量可导致严重窦性心动过缓、传导阻滞及心肌收缩力下降;过敏反应可致皮疹、水肿及呼吸停止。

(2)美西律(慢心律)。①适应证:适用于室性心律失常,包括室性期前收缩及室性心动过速。②不良反应:可导致窦缓或窦性停搏,室内阻滞,加重室性心律失常、低血压及心力衰竭;头晕、震颤、复视、昏迷及惊厥等。

(3)普罗帕酮(心律平)。①适应证:口服主要适用于室性心律失常。其次为室上性心律失常;静脉注射适用于终止阵发性室性心动过速及室上性心动过速。②不良反应:可致窦性停搏或传导阻滞;加重室性心律失常、低血压及心力衰竭;头晕、抽搐、定向障碍、乏力;轻度恶心、便秘、口干等。

第Ⅱ类抗心律失常药物:

(1)美托洛尔(倍他乐克)。①适应证:适用于治疗室上性快速心律失常、室性心律失常,洋地黄类及儿茶酚胺增多引起的快速性心律失常更有效;可治疗甲亢引起的心律失常。②不良反应:心率减慢、传导阻滞、血压下降、心力衰竭加重、外周血管痉挛导致的四肢冰冷或脉搏不能触及;疲惫,眩晕,恶心,胃痛。

(2)阿替洛尔(氨酰心安)。①适应证:治疗室上性快速心律失常、洋地黄类及儿茶酚胺引起的快速心律失常;甲状腺功能亢进引起的心律失常。②不良反应:诱发和加重心力衰竭;室性心动过缓、房室传导阻滞;皮疹、关节痛;支气管痉挛。

第Ⅲ类抗心律失常药物:胺碘酮(乙酰胺碘酮、可达龙)。①适应证:口服适用于治疗各种快速性心律失常发作,尤其是预激合并的各种心律失常;静脉注射可用于终止阵发性室上性心动过速;可降低快速心房颤动、心房扑动的心室率;可用于经利多卡因治疗无效的室性心律失常。②不良反应:可致严重窦缓、窦性停搏或窦房传导阻滞、房室传导阻滞、Q-T 延长致尖端扭转室速；甲状腺功能亢进或减退；胃肠道反应；影响视力；可致肺间质或肺泡纤维性肺炎（气短、干咳、胸痛），严重者可致死亡。

第Ⅳ类抗心律失常药物：维拉帕米（维拉帕米）。①适应证：适用于终止折返性室上速及预激合并室上性心动过速的发作；可降低心房颤动或心房扑动的心室率；对左室特发性室速敏感。②不良反应：静脉注射可降低血压；偶可致窦性心动过缓或停搏、二度以上房室传导阻滞。

3. 抗心律失常用药护理。

（1）严格遵医嘱给予抗心律失常药物，注意给药途径、剂量、给药速度等。口服给药应按时按量服用；静脉注射时用于心电监护下缓慢给药。

（2）观察用药中及用药后的心率、心律、血压、脉搏、呼吸、意识变化，观察疗效和药物不良反应，及时发现药物引起的心律失常。

（十）介入治疗的护理

见射频消融术及永久起搏器置入术的护理。

五、健康指导

1. 避免心律失常的原因及常见诱发因素，如情绪紧张、过度劳累、急性感染、寒冷刺激、不良生活习惯（吸烟、饮浓茶和咖啡）。

2. 指导患者劳逸结合，有规律生活。无器质性心脏病者应积极参加体育锻炼。保持情绪稳定，避免精神紧张、激动。保持大便通畅，避免排便用力而加重心律失常。

3. 向患者说明所用药物的名称、剂量、用法、作用及不良反应，嘱患者坚持服药，不得随意增减药物的剂量或种类。

4. 教会患者及家属测量脉搏的方法，心律失常发作时的应对措施及心肺复苏术，以便于自我监测病情和自救。对安置心脏起搏器患者讲解自我监测与家庭护理方法。

5. 定期复查心电图和随访，发现异常及时就诊。

（冯　英　于　萌　万倩倩　逄成凤）

第八节　心搏骤停与心脏性猝死

一、概述

　　绝大多数心脏性猝死发生在有器质性心脏病的患者。心脏性猝死中约80％由冠心病及其并发症引起,而这些冠心病患者中约75％有心肌梗死病史。心肌梗死后左心室射血分数降低是心脏性猝死的主要预测因素;频发性与复杂性室性期前收缩的存在,亦可预示心肌梗死存活者发生猝死的危险。各种心肌病引起的心脏性猝死占5％～15％。心脏性猝死主要为致命性心律失常所致,包括致死性快速性心律失常、严重缓慢性心律失常和心室停顿。

　　心搏骤停是指心脏射血功能的突然终止。导致心搏骤停的病理生理机制最常见为室性快速性心律失常(心室颤动和室性心动过速),其次为缓慢性心律失常或心室停顿。心脏骤停发生后,由于脑血流的突然中断,10秒左右患者即可出现意识丧失,经及时救治可获存活,否则将发生生物学死亡。心搏骤停常是心脏性猝死的直接原因。

　　心脏性猝死是指急性症状发作后1小时内发生的以意识骤然丧失为特征的、由心脏原因引起的自然死亡。美国每年约有30万人发生心脏性猝死,占全部心血管病死亡人数的50％以上,而且是20～60岁男性的首位死因。

二、常见病因

　　心脏结构性异常是发生致命性心律失常的基础,常见以下4种改变:①急性和(或)陈旧性心肌梗死。②原发或继发性心室肌肥厚。③心肌病变(扩张、纤维化、浸润性病变、炎症等)。④结构性心电异常。

　　功能性因素也可影响心肌的电稳定性,常常是一些致命性心律失常的促发因素,包括冠状动脉血流的暂时性改变(冠脉内血栓形成、冠状动脉痉挛导致急性缺血、缺血后再灌注等)、全身性因素(血流动力学因素、低氧血症、酸中毒、电解质紊乱等)、神经生理性因素、毒性作用(药物的致心律失常作用、心脏毒性反应等)等。

严重缓慢性心律失常和心室停顿是心脏性猝死的另一重要原因。

三、临床表现

心脏性猝死的临床经过可分为前驱期、终末事件期、心搏骤停与生物学死亡。

(一)前驱期

在猝死前数日至数月,有些患者可出现胸痛、气促、疲乏、心悸等非特异性症状。但亦可无前驱表现,瞬即发生心搏骤停。

(二)终末事件期

终末事件期是指心血管状态出现急剧变化到心脏骤停发生前的一段时间,自瞬间至持续1小时不等。心脏性猝死所定义的1小时,实质上是指终末事件期的时间在1小时内。典型的表现包括严重胸痛、急性呼吸困难、突发心悸或眩晕等。若心搏骤停瞬间发生,事先无预兆,则绝大部分是心源性。在猝死前数小时或数分钟内常有心电活动的改变,其中以心率加快及室性异位搏动增加最为常见。因心室颤动猝死的患者,常先有室性心动过速。另有少部分患者以循环衰竭发病。

(三)心搏骤停

心搏骤停后脑血流量急剧减少,可导致意识突然丧失,伴有局部或全身性抽搐。

(四)生物学死亡

从心搏骤停至发生生物学死亡时间的长短取决于原发病的性质以及心搏骤停至复苏开始的时间。心搏骤停发生后,大部分患者将在4～6分钟开始发生不可逆脑损害,随后经数分钟过渡到生物学死亡。

四、护理要点

心搏骤停的生存率很低,根据不同的情况,其生存率为5‰~60‰。抢救成功的关键是尽早进行心肺复苏和尽早进行复律治疗,心肺复苏术的步骤如下。

(一)判定患者有无意识、反应(步骤A)

方法:目击有人倒地,可重呼轻拍患者,可呼喊患者,轻轻摇动患者肩部,高声喊叫:"喂,你怎么啦?"

报告:"患者无反应!"

(二)判断是否需要复苏(步骤B)

1. 呼吸:呼吸是无正常呼吸节律。

2. 心搏:触摸颈动脉,感觉有无搏动(先触及患者喉结再滑向一侧2厘米,颈动脉搏动点即在此水平面的胸锁乳突肌前缘的凹陷处)。

报告:"患者无心搏、呼吸!"

3. 紧急呼叫:大叫"来人啊! 快打电话! 快取除颤器,通知上级医生"。

4. 将患者去枕平卧于硬板床或地上,摆成复苏体位(俯卧患者要翻身),打开上衣、松开裤带。

(三)胸外按压

1. 部位。胸骨中段或两侧乳头连线与胸骨交叉处。

2. 方法。以一手的掌根放于按压部,另一手掌根重叠于下一手背上,两手手指交叉翘起(上手指紧扣下手指防止移位),使手指端离开胸壁,术者的双臂与患者胸骨垂直(肩、肘、腕关节呈一线),向下用力按压,使胸骨明显地压下至少5厘米。

3. 按压频率。成年人不少于100次/分(不宜超过120次/分)。

(四)打开气道

完成30次胸外按压后,打开气道,方法如下。

1. 仰头抬颏法。抢救者一手掌(小鱼肌)按于患者前额,使患者头后仰,另一手中指和食指抬起下颏/颌。

2. 仰面托颈法。抢救者一手掌(小鱼肌)按于患者前额,一手托起患者颈部。对疑有头、颈部外伤者不宜使用。

3. 托颌法。头、颈部外伤者,抢救者站在患者头后,双手中指和示指轻轻托起下颌。

(五)口对口或口对面罩(隔膜、导管)呼吸

术者用按于前额一手的拇指与食指捏闭患者鼻翼下端,将口紧贴患者口唇(或面罩、导管),用力吹气,直至患者胸廓抬起。术者口离开,手松开鼻。共吹气 2 次,每次 1～2 秒。人工呼吸与心脏按压比例:成年人为 2:30,儿童为 2:15。

评估:连续 5 个周期后检查复苏有效指证。

1. 能扪及颈动脉搏动。

2. 呼吸改善或自主呼吸恢复。

3. 患者颜面、口唇、皮肤、指端颜色由紫转红。

4. 散大的瞳孔缩小。

5. 心电监护见规律自主心率,可测量血压(此时应报告:"自主循环恢复")。

五、高级生命支持

主要措施包括气管插管建立通气,除颤转复心律成为血流动力学稳定的心律,建立静脉通路并应用必要的药物维持已恢复的循环。

(一)纠正低氧血症

如果患者自主呼吸没有恢复应尽早行气管插管,充分通气的目的是纠正低氧血症。院外患者通常用简易气囊维持通气,医院内的患者常用呼吸机,开始可给予纯氧,然后根据血气分析结果进行调整。

(二)除颤和复律

心搏骤停时最常见的心律失常是心室颤动。及时的胸外按压和人工呼吸虽可部分维持心脑功能,但极少能将心室颤动转为正常心律,而迅速恢复有效的心律是复苏成功至关重要的一步。中止心室颤动最有效的方法是电除颤,时间是治疗心室颤动的关键,

每延迟除颤 1 分钟,复苏成功率下降 7%～10%。一旦心电监测显示为心室颤动,应立即用 200 焦耳能量进行直流电除颤,若无效可立即进行第 2 次和第 3 次除颤,能量分别增至 200～300 焦耳和 360 焦耳。如果连续 3 次除颤无效提示预后不良,应继续胸外按压和人工通气,并同时给予 1 毫克肾上腺素静脉注射,随之再用 360 焦耳能量除颤 1 次。如仍未成功,肾上腺素可每隔 3～5 分钟重复 1 次,中间可给予除颤。此时应努力改善通气和矫正血液生化指标的异常,以利重建稳定的心律。

(三)药物治疗

心搏骤停患者在进行心肺复苏时应尽早开通静脉通道。周围静脉通常选用肘前静脉或颈外静脉,手部或下肢静脉效果较差尽量不用。中心静脉可选用颈内静脉、锁骨下静脉和股静脉。首选肾上腺素,严重低血压可以给予去甲肾上腺素、多巴胺、多巴酚丁胺。

六、急救护理

(一)抢救措施

1. 争分夺秒就地进行抢救,立即行胸外心脏按压,同时施行人工呼吸,加压给氧,行气管插管。

2. 取平卧头侧位,及时清除呼吸道分泌物,保持呼吸道通畅。

3. 建立 2 条静脉通道。根据医嘱给予升压药物,维持血压稳定,并保证其他药物及时输入。

4. 迅速备好各种抢救药品、物品,如阿托品、肾上腺素、利多卡因、吸引器、除颤器、人工呼吸机。有条件者,立即安装人工心脏起搏器。

5. 心脏复苏后,将病员移至监护室,做好心电监护,有心室颤动者立即除颤。

6. 严密观察呼吸变化,发现异常及时报告医师,并做好应急处理。

(二)心脏复苏后护理

1. 积极保护脑组织,防治脑水肿。一般采用头部降温,配合冬眠疗法,以减少脑细胞耗氧量。同时,适当选用脱水药,降低颅内压,减轻脑水肿。

2. 详细记录体温、脉搏、呼吸、血压、心率及心律的变化,观察每小时尿量,防止心、肾功能不全。

3. 观察病员神志、瞳孔、对光反射,及时发现病情变化。

4. 预防耳廓及枕部冻伤,随时调换冰袋中的冰块,每半小时至1小时测体温1次。

5. 加强口腔、眼及皮肤护理,预防压疮等并发症。

6. 给予高热量饮食,昏迷者给予鼻饲饮食。

7. 预防呼吸道感染,清除呼吸道分泌物,保持呼吸道通畅,定时翻身拍背。

8. 气管切开者按气管切开护理常规护理。

9. 预防泌尿道感染,留置导尿患者,保持尿道口、外阴部清洁,每日更换尿袋1次。

10. 维持水、电解质及酸碱平衡,严格执行输液计划,准确记录出入量。

七、健康宣教

(一)心肺复苏后的处理原则和措施

心肺复苏后的处理原则和措施包括维持有效的循环和呼吸功能,预防再次心搏骤停,维持水、电解质和酸碱平衡,防治脑水肿、急性肾衰竭和继发感染等,以上对所有心肺复苏后患者均适用,其中重点是脑复苏。

1. 维持有效循环。

2. 维持呼吸。

3. 防治脑缺氧和脑水肿:脑复苏是心肺复苏最后成功的关键。主要措施包括降温、脱水、防治抽搐和高压氧治疗。

(二)防治急性肾衰竭

防治急性肾衰竭时应注意维持有效的心脏和循环功能,避免使用对肾脏有损害的药物。若注射呋塞米后仍无尿或少尿,则提示急性肾衰竭。此时应按急性肾衰竭处理。

（三）其他

及时发现和纠正水电解质紊乱和酸碱失衡，防治继发感染。对于肠鸣音消失和机械通气伴有意识障碍患者，应该留置胃管，并尽早地应用胃肠道营养。

（张文燕　冯　英　李嘉明）

第九节　心力衰竭的护理

心力衰竭是各种心血管疾病的最严重阶段。据国内 50 家住院病例调查，心力衰竭住院率只占同期心血管病的 20%，但病死率高达 40%。根据病变部位可分为左心衰竭、右心衰竭和全心衰竭；根据发病情况可分为急性心力衰竭和慢性心力衰竭。

一、慢性心力衰竭

（一）概述

慢性心力衰竭是各种心脏结构或功能性疾病导致心室充盈和（或）射血能力受损而引起的一组综合征。由于心室收缩功能下降，射血功能受损，心排出量不能满足机体代谢的需要，器官、组织血液灌注不足，同时出现肺循环和（或）体循环淤血，主要表现是呼吸困难和无力而致体力活动受限和水肿；由于心肌舒张功能障碍，左心室充盈压异常增高，使肺静脉回流受阻，而导致肺循环淤血。

1. 病因。

（1）原发性心肌损害：缺血性心肌损害，如冠心病心肌缺血甚至心肌梗死、心肌炎和心肌病；心肌代谢障碍性疾病，如糖尿病心肌病，其他如维生素 B_1 缺乏及心肌淀粉样变性。

（2）压力负荷过重：左心室压力负荷过重，常见于高血压、主动脉瓣狭窄；右心室压力负荷过重，常见于肺动脉高压、肺动脉瓣狭窄、肺栓塞。

（3）容量负荷过重：如二尖瓣、主动脉瓣关闭不全；先天性心脏病，如房室间隔缺损、动脉导管未闭。此外，伴有全身血容量增多或循环血量增多的疾病有慢性贫血、甲状腺功能亢进症。

2. 诱发因素。诱发因素包括感染、心律失常、生理或心理压力过大、过度疲劳、情绪激动、精神过于紧张、妊娠和分娩、血容量增加，其他原因有疾病治疗不当，如风湿性心脏瓣膜病出现了风湿活动；合并甲状腺功能亢进或贫血；不恰当停用洋地黄制剂。

3. 临床表现。

（1）左心衰竭。①症状：a.呼吸困难是左侧心力衰竭的主要症状，可表现为劳力性呼吸困难、夜间阵发性呼吸困难或端坐卧位。b.咳嗽、咳痰和咯血开始常发生于夜间，由于肺泡和支气管黏膜淤血导致咳嗽和咳痰，坐位或立位时可减轻或消失；慢性肺淤血、肺静脉压力升高，导致肺循环和支气管血液循环之间形成侧支，支气管黏膜下形成扩张的血管，一旦破裂可引起大咯血。c.疲倦、乏力、头晕、心悸：心排出量减少，器官、组织血液灌注不足以及代偿性心率加快所致。d.少尿及肾功能损害症状：可出现少尿，长期慢性肾血流量减少进一步导致血尿素氮、肌酐升高，并可伴有肾功能不全的全身症状。②体征：a.肺部湿性啰音：随着病情加重，肺部啰音从局限性肺底部到全肺，双肺底可闻及细湿啰音，并伴有单侧或双侧胸腔积液和双下肢水肿。b.心脏体征：心脏扩大、心率快≥100 次/分，第一心音减弱心尖部可闻及 S_3 奔马律，肺动脉瓣区第二心音亢进，若有瓣膜病在各听诊区可闻及杂音。③辅助检查：a.心电图：窦性心动过速，可见二尖瓣 P 波，V_1 导联反映左心房、左心室肥厚、扩大，可有左、右束支传导阻滞和室内传导阻滞，急性、陈旧性梗死或心肌缺血以及多种室性或室上性心律失常。b.胸部 X 线检查：心影增大，心胸比例增加，左心房、左心室或全心扩大，肺淤血，间质性肺水肿和肺泡性肺水肿，上、下腔静脉影增宽，胸腔积液。c.超声心动图：可见左心房、左心室扩大或全心扩大,或有室壁瘤存在;左心室整体或节段性收缩运动严重低下,左室射血分数<40%,重度心力衰竭时,反映每搏量的主动脉瓣区血流频谱降低;二尖瓣或主动脉瓣严重狭窄或反流,大量心包积液,严重肺动脉高压。d. 血气分析:低氧血症伴呼吸性碱中毒,少数可伴有呼吸性酸中毒。

(2)右心衰竭。①症状:a. 消化道症状:胃肠道及肝淤血引起恶心、呕吐、腹胀、食欲缺乏。b. 劳力性呼吸困难。②体征:a. 水肿首先出现在身体最低部位,如卧床患者背骶部、会阴或阴囊部,非卧床患者的足踝部、胫前部,为对称性压陷性水肿;重者可延及全身,出现胸、腹腔积液,同时伴有尿量减少和体重增加。b. 颈静脉征:颈静脉怒张、充盈,肝颈静脉反流征阳性。c. 肝脏体征:肝大伴压痛,肝硬化,黄疸,腹水。d. 心脏体征:右心室显著扩大出现三尖瓣关闭不全的反流性杂音。③检查:a. 心电图:P 波高尖,电轴右偏,aVR 导联 R 波为主,V_1 导联 R/S>1,右束支阻滞等右心房、左心室肥厚扩大。b. 胸部 X 线:右心房、右心室扩大和肺动脉段凸(有肺动脉高压)或凹;上、下腔静脉增宽和胸腔积液症。c. 超声心动图:右心房、右心室扩大或增厚,肺动脉增宽和高压,二尖瓣和肺动脉瓣狭窄或关闭不全以及心包积液等。

(3)全心衰竭。①症状:先有左侧心力衰竭症状,随后出现右侧心力衰竭症状,由于右心排出量下降能减轻肺淤血或肺水肿,故左侧心力衰竭症状可随右侧心力衰竭症状出现而减轻。②体征:既有左侧心力衰竭体征又有右侧心力衰竭体征,全心衰竭时,由于右侧心力衰竭的存在,左侧心力衰竭的体征可因肺淤血或水肿的减轻而减轻。③辅助检查:a. 心电图:反映左心房、左心室肥厚扩大为主,或左、右心房,左、右心室均肥厚扩大及房、室性心律失常,房室传导阻滞、束支传导阻滞和室内阻滞图形,QRS 波群低电压。b. 胸部 X 线检查:心影增大或以左心房、左心室增大为主;可见肺淤血、肺水肿,上、下腔静脉增宽和胸腔积液。c. 超声心动图:左、右心房,左、右心室均增大或以左心房、左心室扩大为主,左心室整体和节段收缩功能低下,LVEF 降低(<40%)。d.心导管检查:肺毛细血管楔压和 CVP 均增高,分别大于 2.4 千帕和 1.47 千帕。

(二)常见并发症

1. 心律失常。左心室扩大和左心室射血分数降低的患者常伴有室性心动过速,而所有的快速室性心律失常患者的猝死率很高。

2. 急性左心功能不全。

(三)治疗原则

提高运动耐量,改善生活质量;阻止或延缓心室重构;防止心肌损害进一步加重;降低病死率。

1. 基本病因治疗。控制高血压,使用药物、介入或手术改善冠心病心肌缺血,心瓣膜病换瓣手术以及先天畸形的纠治手术。

2. 消除诱因。控制感染;纠正心房颤动,心房颤动不能及时复律应尽快控制心室率;甲状腺功能亢进症、贫血的患者注意检查并予以纠正。

3. 一般治疗。

(1)休息:控制体力活动,避免精神刺激,降低心脏的负荷。

(2)控制钠盐摄入:但应注意在应用强效排钠利尿药时,过分严格限盐可导致低钠血症。

4. 药物治疗。

(1)利尿药的应用:利尿药是心力衰竭治疗中最常用的药物,常用的利尿药如下。①噻嗪类利尿药:注意补充钾盐,否则可因低血钾导致各种心律失常。②襻利尿药:以呋塞米(速尿)为代表,在排钠的同时排钾,为强效利尿药。低血钾是这类利尿药的主要不良反应,必须注意补钾。③保钾利尿药:常用的有螺内酯(安体舒通)、氨苯蝶啶、阿米洛利

(2)肾素-血管紧张素-醛固酮系统抑制药包括血管紧张素转化酶抑制药、血管紧张素受体阻滞药、醛固酮受体拮抗药。

(3)β-受体阻滞药。

(4)正性肌力药。①洋地黄类药物,如地高辛、洋地黄毒苷。

②非洋地黄类正性肌力药,肾上腺素能受体兴奋药。

5. 左心室射血分数降低的治疗。

(1)药物治疗:常规合用利尿药、血管紧张素转化酶抑制药或血管紧张素受体拮抗药、β-受体阻滞药、洋地黄。

(2)运动:运动锻炼可以减少神经激素系统的激活和减慢心室重塑的进程。因此,建议锻炼与药物治疗相结合。

(3)心脏再同步化治疗:置入双心腔起搏装置,用同步化方式刺激右心室和左心室,从而治疗心脏的非同步收缩,缓解症状。

(4)室性心律失常与猝死的预防:采用减缓疾病进展的有效治疗方法,应用β-受体阻滞药、醛固酮拮抗药、胺碘酮,可降低猝死和总病死率,致命性的快速心律失常患者应置入心脏复律除颤器。

(5)其他治疗方法:重组人脑利钠肽、置入性血流动力学监测装置和体内心脏支持装置、体外反搏、心肌生长因子、干细胞移植等治疗方法仍在观察和实验阶段。

6. 左心室射血分数正常的治疗。心力衰竭但是左心室射血分数相对或接近正常的患者达 20%～60%。无瓣膜病时,认为心室顺应性降低是这种综合征的主要原因,主要是控制对心室舒张产生重要影响的生理学因素,如血压、心率、血容量和心肌缺血,通过降低静息和运动状态心脏充盈来减轻症状。

7. 难治性心力衰竭的治疗。纠正引起难治性心力衰竭的原因,加强治疗措施,严格控制液体入量,给予合理足量的血管扩张药,可考虑静脉应用非洋地黄类正性肌力药物和扩血管药物以减轻症状。

(四)护理常规

1. 评估。

(1)健康史和相关因素。①一般状况:患者的年龄、性别、职业、婚姻状态、营养状况,尤其要注意与现患疾病相关疾病史和药物使用情况、过敏史、手术史、家族史。②发病特点:患者有无呼吸困难、水肿、尿少、夜间阵发性呼吸困难表现。③相关因素:包括既往史,心力衰竭病因和诱因、病情病程发展、精神状态,初步判断心功能分级以及对生活质量的影响。

(2)身体状况。①病情:a.体温、心律、心率、有无交替脉、血压的高低、神志、精神、营养、皮肤色泽以及缺氧程度。b.水肿部位及程度,轻度水肿:距小腿关节以下;中度水肿:膝关节以下;重度水肿:膝关节以上,和(或)伴胸腔积液、腹水。c.体位,取平卧、半卧还是端坐。d.心肺,心脏扩大,心尖冲动的位置和范围,有无心尖部舒张期奔马律,病理性杂音,双肺有无湿啰音或哮鸣音。e.其他,有无颈静脉怒张、肝颈静脉回流征阳性、肝脏大小、质地,有无胸腹水;此外,要特别关注电解质、血气分析。②病情发展:有无劳力性呼吸困难,有无夜间憋醒、阵发性呼吸困难或端坐卧位,有无咳嗽、咳粉红色泡沫痰,有无疲乏、头晕、失眠等左心衰竭的表现;有无恶心、呕吐、食欲缺乏、腹胀、体重增加、身体低垂部位水肿等右心衰竭表现。③辅助检查:a.X线检查:心影大小及外形为心脏病的病因诊断提供重要的参考资料。b.超声心动图:比X线更准确地提供各心腔大小变化、心瓣膜结构及功能情况以及估计心脏功能。c.放射性核素检查:放射性核素心血池显影,除有助于判断心室腔大小外,以收缩末期和舒张末期的心室影像的差别计算EF值。d.有创性血流动力学检查:必要时对急性重症心力衰竭患者采用漂浮导管,经静脉插管直至肺小动脉,测定各部位的压力及血液含氧量,计算心脏指数(CI)及肺毛细血管楔压,直接反映左心功能,正常时每分钟CI>2.5升/平方米;肺毛细血管楔压<1.6千帕。e.美国心脏病学会(NHYA)心功能能分级评估,根据患者自觉症状分级,可大体上反映病情的严重程度。f.6分钟步行运动试验:6分钟步行距离<150米,表明重度心力衰竭;150～425米为中度心力衰竭;426～550米为轻度心力衰竭。这是一项简单易行、安全方便的用以评定慢性心力衰竭患者运动耐力的方法,同时用来评价心力衰竭治疗的疗效。

Ⅰ级:患者患有心脏病,但日常活动量不受限,一般活动后不引起乏力、心悸、呼吸困难和心绞痛。

Ⅱ级：心脏病患者的体力活动受到轻度限制，静息时无不适，但低于日常活动量即感乏力、心悸、气促和心绞痛。

Ⅲ级：心脏病患者的体力活动明显受限，但低于日常活动量即感乏力、心悸、气促和心绞痛。

Ⅳ级：不能进行任何体力活动，休息时可有心力衰竭或心绞痛症状，任何体力活动都会加重患者的不适感。

2. 护理要点及措施。

（1）病情观察。①观察生命体征，心率、心律、血压、呼吸频率、节律、氧饱和度。②观察水肿的部位和程度并做好护理记录。③观察有无下肢肿胀、疼痛。④观察电解质平衡状况。⑤观察患者情绪，有无焦虑、抑郁和自杀等异常心理。⑥观察药物反应：地高辛和利尿药。

（2）并发症的观察与护理。①下肢静脉血栓的护理：a. 评估发生下肢静脉血栓的危险因素：慢性心功能不全患者长期卧床、全身水肿、活动受限是导致其下肢静脉血栓的直接因素。b. 协助患者在床上翻身，被动活动四肢，抬高下肢。c. 原发病无使用抗凝药禁忌证时，可预防性地口服抗凝血药或皮下注射低分子肝素。d. 密切观察下肢血液循环，天气寒冷时应注意保暖。e. 避免在下肢输液。②洋地黄中毒的治疗护理：a. 评估发生洋地黄中毒的危险因素，老年人、心肌缺血缺氧、重度心力衰竭、低钾低镁血症、肾功能减退的患者对洋地黄较敏感。b. 洋地黄与奎宁丁、胺碘酮、维拉帕米、阿司匹林等药物合用可增加中毒机会，避免合用。c. 地高辛治疗起始和维持剂量是每日 0.125～0.25 毫克，血浆药物浓度为 0.5～1.0 纳克/毫升。d. 发药前数脉搏，当心率＜60 次/分或节律不规则时，应暂停服药，报告医生并注意血压、心电图的变化。e. 观察洋地黄中毒的临床表现；常见的胃肠道反应有恶心、呕吐、食欲缺乏；神经系统表现有头痛、倦怠、视物模糊、黄视、绿视和复视。f. 最重要的心电图表现是各类的心律失常，最常见的有室性期前收缩，多呈二联或三联律。g.发生洋地黄中毒时应立即停药,低钾患者可口服或静脉补钾,停用利尿药。h.快速纠正心律失常可用利多卡因或苯妥英钠。有传导阻滞或缓慢型心律失常的患者,应采用静脉注射阿托品的方式或安装临时起搏器进行治疗。

(3)一般护理。①保持室内空气新鲜,温度、湿度适宜,防止感冒受凉加重心力衰竭。②做好心理护理,鼓励患者表达内心感受,多与患者及其家属沟通交流,使患者及其家属共同参与治疗护理。③休息与卧位:卧床休息视病情而定,对呼吸困难、咳嗽、咳痰明显的患者采取半卧位,持续或低流量吸氧,护士要督促患者翻身,变换体位。④准确记录出入量,保持出入量平衡,每日下午观察尿量,如尿量少于500毫升,尽早使用利尿药。⑤饮食饮水:遵医嘱低盐低脂饮食,给予高维生素、低热量、少盐、少油、富有钾、镁及适量纤维素的食物,宜少量多餐避免刺激性食物,对少尿患者应根据血钾水平决定食物中含钾量,每日钠盐的摄入量应控制为4～5克,水肿和心功能Ⅲ～Ⅳ级的患者的饮水量严格控制为500～600毫升。⑥应用利尿药后注意有无低血钾症状。⑦保持排便通畅,切忌排便用力,必要时服用缓泻药。

(4)使用利尿药的护理。①利尿药从小剂量开始,然后剂量逐渐增加直至尿量增加,体重减轻,一般每日减轻体重0.5～1千克。利尿药配合中度限制钠盐摄入(3～4克)。②每日记录患者体重,根据体重增加或减少情况调整用药量。

3.健康宣教。

(1)用药指导:慢性心功能不全的治疗是一个持久的过程,要向患者及其家属讲解诱发心力衰竭的危险因素。遵医嘱按时服用药物,对于服用地高辛药物患者,应密切观察消化道、神经系统、心脏毒性反应,警惕地高辛中毒的前驱症状。

(2)活动与休息:根据心功能受损的程度决定活动与休息。心功能Ⅰ级的患者应适当休息,保证睡眠,注意劳逸结合;心功能Ⅱ级的患者应增加休息,但能从事日常家务工作;心功能Ⅲ级的患者要限制活动,增加卧床休息时间。心功能Ⅳ级的患者要绝对卧床休息,原则上以不出现症状为限。家人要协助患者沐浴、更衣。

(3)饮食指导:给予高维生素、低热量、少盐、少油,富有钾、镁及适量纤维素的食物,宜少量多餐,避免刺激性食物,对少尿患者应根据血钾水平决定食物中含钾量,每日钠盐控制为4克。

(4)保持出入量平衡:准确记录尿量,每日测量体重,若发现体重有隐匿性增加时,应警惕心力衰竭的复发。

(5)保持排便通畅,多食含纤维素的蔬菜和食物,每日排便1次,排便时切勿用力。

(6)重度水肿患者应定时变换体位,保持床单位整洁、干燥,防止发生压疮。

(7)室内温度和湿度要适宜,空气新鲜,防止受凉感冒。有感染迹象时及时就医。

二、急性左侧心力衰竭

急性左侧心力衰竭是由于急性心脏病变引起心排出量显著、急骤降低导致的组织器官灌注不足和急性淤血综合征,以急性肺水肿或心源性休克为主要表现。

(一)病因与发病机制

导致急性左侧心力衰竭的病因是与冠心病有关的急性广泛前壁心肌梗死、乳头肌梗死断裂、室间隔破裂穿孔,感染性心内膜炎引起的瓣膜穿孔、腱索断裂所致的瓣膜性急性反流,还有其他高血压心脏病血压急剧增高,原有心脏病的基础上快速心律失常或严重缓慢性心律失常,输液过多、过快。上述各种病因可导致心脏解剖或功能的突发异常,使心排出量急剧降低和肺静脉压突然升高,从而引发急性左侧心力衰竭。

(二)临床表现

根据心脏排血功能减退的程度、速度和持续时间的不同以及代偿功能的差别,急性左侧心力衰竭常伴有4种不同表现。

1. 心源性昏厥。心脏本身排血功能减退,心排出量减少引起脑部缺血、发生短暂的意识丧失,发作持续数秒钟时可有四肢抽搐、呼吸暂停、发绀等表现,称为阿-斯综合征。

2. 休克。由于心排血功能低下,导致心排出量不足可引起休克。临床上除一般休克的表现外,多伴有心功能不全、颈静脉怒张等表现。

3. 急性肺水肿。典型发作是突然、严重气急,伴严重呼吸困难,呼吸频率达 30～40 次/分,端坐呼吸,阵阵咳嗽,口唇青紫、大汗,咳出泡沫样痰,心率增快,血压在起始时增高,以后降至正常或降低,肺啰音和端坐呼吸,血脉氧饱和度＜90%。

4. 心搏骤停。严重心功能不全的表现。

(三)辅助检查

1. 急性肺水肿。典型 X 线示蝴蝶形状大片阴影由肺门向周围扩散。

2. 心电图。帮助确诊急性左侧心力衰竭的病因以及了解心室负荷情况。

3. 动脉血气。评估氧合情况、通气情况、酸碱平衡和碱缺失。

4. NT-pro 血浆 B 型利钠肽。其＞300 微克/毫升和 BNP 为100 微克/毫升作为诊断分界线。

(四)治疗原则

1. 一般治疗。

(1)抗感染:有针对性选择抗生素治疗。

(2)控制血糖:根据血糖监测结果控制血糖。

(3)分解代谢产物:保证能量和氮平衡。

(4)保护肾功能:在合理治疗措施的情况下,实时监测肾功能。

2. 氧气和通气支持。开放气道,急性左心功能不全伴有低氧血症给予高流量吸氧,将氧饱和度维持在 95%～98%;无创性通气支持有持续气道正压通气和(或)无创性正压机械通气,在这些措施无效的情况下,予以气管插管。

3. 药物治疗。

(1)吗啡:静脉注射 3～5 毫克,必要时可重复 1 次,用药后注意观察有无呼吸抑制。

(2)血管扩张药:使用多功能重症监护设备,严密观察血压、心率、心律变化。

(3)利尿:静脉注射呋塞米后 15～30 分钟观察尿量。

(4)洋地黄制剂:毛花苷丙(西地兰)静脉注射需缓慢。

(五)护理

1. 评估。

(1)健康史和相关因素。①一般情况:患者的年龄、性别、职业、婚姻状态、营养状况,尤其注意与现患疾病相关疾病史和药物使用情况、过敏史、手术史、家族史。②发病特点:患者有无导致急性左侧心力衰竭的病因和诱因,病情严重性以及心功能分级。③相关因素:是否合并其他脏器官功能不全的表现。

(2)身体状况。①生命体征:患者的体温、心律、心率、血压、神志、精神、营养、皮肤色泽、尿量以及缺氧程度。②水肿部位及程度。轻度水肿:距小腿关节以下;中度水肿:膝关节以下;重度水肿:膝关节以上和(或)伴胸腔积液、腹水。③体位:半卧位或端坐卧位,减轻呼吸困难。

2. 护理要点及措施。

(1)心理护理:由于交感神经系统兴奋性增高,呼吸困难进行性加重,患者易产生恐惧心理。医护人员在抢救患者时应保持镇静、操作熟练、忙而不乱;注意保护性医疗措施,不在患者床旁谈论病情,做好护理记录。

(2)保持环境整洁、安静,室内温度适宜,避免增加感染的可能,限制探视人员出入。

(3)病情观察:患者劳力性或夜间阵发性呼吸困难,心率增快、乏力、尿量减少、心尖部闻及舒张期奔马律时,应及时与医师联系。出现急性肺水肿征兆,应立即救治,协助患者取端坐位,双腿下垂,肺水肿伴严重低氧血症和二氧化碳潴留,药物不能纠正者应考虑气管插管和呼吸机辅助呼吸。

（4）密切观察记录患者神志、面色、心率、心律、呼吸频率、血压、尿量、药物反应情况，检查血电解质、血气分析以及缺氧程度，持续高流量高浓度吸氧，每分钟 6～8 升，氧气湿化罐内加入 20%～30%乙醇，病情严重者采用无气管插管通气支持，包括持续气道正压或无创正压机械通气，必要时行气管插管呼吸机辅助呼吸，通过氧疗将氧饱和度维持在 95%～98%。

（5）使用静脉留置针穿刺：迅速建立 2 条静脉通道，遵医嘱使用药物并观察药物不良反应。①吗啡：静脉注射 3～5 毫克，用药后注意观察有无呼吸抑制。②快速利尿：静脉注射呋塞米 20～40 毫克，4 小后可重复 1 次，用后注意协助患者排尿。③血管扩张药：可采用微量输液泵控制药物速度。④洋地黄制剂：用于快速心房颤动的患者或已知有心脏扩大伴左心室收缩功能不全者，毛花苷丙静脉注射，首次剂量是 0.4～0.8 毫克。氨茶碱对解除气管痉挛有效，注意缓慢注射。

3. 健康宣教。

（1）应向患者讲解各种诱因，嘱患者避免诱发因素，发生急性肺水肿时不要恐慌，保持情绪稳定极为重要。

（2）饮食指导。控制钠盐的摄入，给予低胆固醇、低动物脂肪、高蛋白质、高热量、富含高维生素、清淡易消化的饮食。

（3）强心药物：最常见的洋地黄毒性反应是恶心、呕吐、黄视、心率加快或减慢等。应用洋地黄期间应严密观察患者的心率、心律、尿量变化及胃肠道症状。

（4）应用血管扩张药：如硝普钠、硝酸酯类，输液过程中患者不能突然坐起或站立，以防出现低血压而晕倒。如果出现低血压表现时，应立即平卧，减慢或停止输液。

（5）教会患者控制饮水量，每日保持出入量平衡，切忌暴饮、暴食，以免加重心脏负担，诱发急性心功能不全。静脉输液时，速度不能超过 40 滴/分。

(6)告知患者及其家属在静脉注射呋塞米后 15～30 分钟排尿,准确记录尿量。

(7)保持排便通常,必要时服用缓泻药,切忌用力。

（张文燕　冯　英　李嘉明）

第十节　心源性休克的护理

一、概述

　　心源性休克是由于心脏泵功能衰竭,不能维持其最低限度的心排出量,导致血压下降,重要脏器和组织供血严重不足,引起全身性微循环功能障碍,从而出现一系列以缺血、缺氧、代谢障碍及重要脏器损害为特征的病理生理过程。常见的病因是急性大面积心肌梗死、重症心肌炎、晚期心肌病时的泵衰竭、严重心脏瓣膜病变、恶性心律失常或急性右心力衰竭等。心源性休克病死率极高,国内报道为 70%～100%,及时、有效的综合抢救可增加患者生存的机会。

二、治疗原则

　　1. 维持血压 12/8 千帕以上,保证全身组织器官的血液供应。使用多巴胺、去甲肾上腺素、肾上腺素等。

　　2. 有效止痛和镇静,减少氧耗。

　　3. 经鼻导管供氧 5～8 升/分。意识不清或动脉血二氧化碳分压上升时,应做气管内插管,行辅助呼吸,纠正低氧血症。

　　4. 若血容量不足,根据肺毛细血管楔压、动脉血氧饱和度和心排量来补液,保证有效循环血量,并保持电解质平衡。肺毛细血管楔压应控制在 2.67～3.2 千帕,CVP 的上升限于 1.47～1.96 千帕,并结合临床肺水肿体征适当掌握输液量和速度。

　　5. 及时做出病因诊断,针对病因治疗。

6. 正性肌力药:多巴酚丁胺、米力农等。

7. 血管扩张药:硝普钠等。

8. 利尿。

9. 纠正心律失常。

10. 积极控制感染。

11. 维持内环境稳定,纠正酸碱平衡失调;纠正电解质紊乱。

12. 机械性辅助循环:主动脉内球囊反搏(IABP)、左室或双室辅助装置。

13. 防治并发症,积极保护肾、脑、肺、肝等重要器官功能。

三、护理评估

1. 评估血流动力学状态。收缩压<12千帕或原有高血压者,其收缩压下降幅度超过4千帕;心脏指数≤2.2升/(分·平方米),且肺毛细血管楔压≥2千帕。

2. 评估心源性休克的症状和体征。神志淡漠、反应迟钝、烦躁不安,甚至昏迷、口渴、皮肤苍白、湿冷、肢端冰冷、青紫、口唇发绀、尿少或无尿(≤30毫升/小时)、呼吸急促、心动过速、脉搏细弱或触不到、血压低甚至测不到,可同时合并急性肺水肿表现。

3. 辅助检查和监测结果的评估。

(1)有关的化验检查:血、尿常规、肝肾功能、电解质、血糖、血气分析、心肌标志物、心力衰竭标记物、凝血功能等。

(2)无创仪器检查:心电图、X线胸片检查、超声心动图等。

(3)有创检查:漂浮导管、CVP等。

(4)持续监测项目:持续心电监测、持续有创血压监测、持续无创血氧饱和度监测。

4. 心理状况评估。有无紧张、恐惧、焦虑等。

四、护理要点

1. 执行心血管病内科一般护理常规。

2. 护士应紧急对患者进行心电、呼吸、血压、血氧饱和度等监护,严密观察病情变化,注意神志情况,如有无烦躁、淡漠、兴奋、恐惧、谵妄甚至昏迷,有无皮肤湿冷、花斑、发绀;及时了解患者的心率、心律、体温、呼吸、血压、尿量、瞳孔、胸痛的变化,积极配合医师进行抢救。

3. 建立静脉通路,尽可能行深静脉穿刺术,在便于抢救用药的同时能随时监测 CVP;对于测不到外周血压的患者,要及时行有创血压监测,以及时了解血压情况;必要时,配合医生行漂浮导管检查,监测右房压、肺动脉压、肺毛细血管楔压等的变化。

4. 绝对卧床休息,床头抬高 $15°\sim20°$,并将下肢抬高 $20°\sim30°$,以减少腹腔器官对心肺的压迫,利于呼吸与促进冠状循环,并利于下肢静脉的回流。这样既可促进休克的恢复,又可使患者感到舒适。

5. 保持上呼吸道通畅,当患者意识不清时,舌根容易下坠,此时应去掉枕头,使前颈部伸展。

6. 采用开放面罩或麻醉机给予较高流量的氧气吸入,一般为 $4\sim6$ 升/小时,待血氧饱和度明显改善可降至 $2\sim4$ 升/小时,以改善组织器官的缺氧、缺血及细胞代谢障碍,直到病情明显好转为止。保持呼吸道通畅,当呼吸衰竭发生时,应立即行气管插管,给予呼吸机辅助呼吸。

7. 严密观察尿量,必要时留置导尿,准确记录出入量,注意电解质情况,做好护理记录。

8. 应注意观察大面积心肌梗死的患者在应用吗啡、哌替啶等药物后的血压变化;将患者取侧卧位,避免呕吐时窒息。

9. 遵医嘱使用升压药及血管扩张药,以提高血压及改变循环状况。对使用大剂量升压药的患者,在更换升压药时应尽量使用泵对泵,即提前配置好同剂量的升压药并与患者的静脉连接,打开泵,确认药液输入后再关闭输完的同种的升压药,避免由于升压药中断造成血流动力学改变。

10. 若无条件做深静脉穿刺,应格外注意大剂量的收缩血管药物对患者血管的影响,避免皮肤坏死。

11. 注意保暖,但不要在患者体表加温,以免引起皮肤血管扩张,破坏人体的调节作用,对纠正休克不利;最好不用热水袋,以加盖棉被为佳。寒冷可加重休克,故应维持正常体温。做好口腔及皮肤护理,预防压疮及肺部并发症的发生。

12. 合理补充液体,输液速度要按医嘱执行,避免出现肺水肿。

13. 做好口腔护理,预防肺部感染。

14. 注意加强营养,供给足够的热量,给予高维生素、高蛋白质、低脂肪为主的流质或半流质饮食,鼓励进食,如不能进食者可给予鼻饲或静脉高营养。

15. 对实施 IABP 或其他机械辅助治疗的患者,应按 IABP 或机械辅助治疗术后护理常规护理。

五、健康宣教

1. 积极治疗原发病。

2. 遵医嘱按时服药,不得随意停药、改药。

3. 戒烟、酒,规律生活,放松精神。

4. 定期到门诊复查。

5. 如有病情变化,及时就医。

(张文燕 冯 英 王素花)

第十一节 冠状动脉粥样硬化性心脏病的护理

一、概述

冠状动脉粥样硬化性心脏病(简称冠心病)是指冠状动脉粥样硬化,使血管狭窄或堵塞和(或)冠状动脉功能性改变(痉挛),导致心肌缺血缺氧或坏死而引起的心脏病。冠心病已经成为严重危害人类健康的常见病。

二、临床表现

(一)稳定型心绞痛

在冠状动脉固定性严重狭窄的基础上,心肌负荷的增加会引起心肌急剧的暂时的缺血、缺氧的临床综合征,特点为阵发性前胸压榨样疼痛,主要为胸骨后部,可放射至心前区和左上肢尺侧,常发生于劳力负荷增加时,持续数分钟,休息或服用硝酸酯制剂后消失。

1. 常见病因与诱发因素。本病的基本病因是冠状动脉粥样硬化。当冠状动脉的供血与心肌的需血之间发生矛盾,冠状动脉血流量不能满足心肌代谢的需要,引起心肌急剧的、暂时的缺血缺氧时,即可发生心绞痛。劳累、情绪激动、饱食、受寒、急性循环衰竭等为常见的诱因。

2. 临床表现。心绞痛以发作性胸痛为主要临床表现,疼痛的特点如下所述。

(1)心绞痛的部位:主要在胸骨体中段或上段之后,可波及心前区,有手掌大小范围,甚至横贯前胸,界限不很清楚。常放射至左肩、左臂内侧达无名指和小指,或至颈、咽或下颌部。

(2)心绞痛性质:胸痛常为压迫、发闷或紧缩性,也可有烧灼感,但不像针刺或刀扎样锐性痛,偶伴濒死的恐惧感觉。有些患者仅觉胸闷不适不认为有痛。发作时,患者往往被迫停止正在进行的活动,直至症状缓解。

(3)心绞痛诱发因素:常由体力劳动或情绪激动(如愤怒、焦急、过度兴奋)所诱发,饱食、寒冷、吸烟、心动过速、休克等亦可诱发。疼痛多发生于从事体力劳动或情绪激动之时,而不是在一天劳累之后。典型的心绞痛常在相似的条件下重复发生,但有时同样的体力劳动只在早晨而不在下午引起心绞痛,提示与晨间交感神经兴奋性增高等昼夜节律变化有关。

(4)心绞痛持续时间:疼痛出现后常逐步加重,然后在 3～5 分钟逐渐消失,可数日或数星期发作 1 次,亦可 1 日内多次发作。心绞痛持续时间超过 30 分钟不缓解,心电图有心肌缺血动态变化,心肌酶增高,要警惕急性心肌梗死。

(5)心绞痛缓解方式:一般在停止原来诱发症状的活动后即可得到缓解;舌下含用硝酸甘油也能在几分钟内使之缓解。

(二)不稳定型心绞痛

1. 常见病因与发病机制。冠脉内不稳定的粥样斑块继发病理改变,使局部心肌血流量明显下降,如斑块内出血、斑块纤维帽出现裂隙、表面上有血小板聚集和(或)刺激冠状动脉痉挛,导致缺血加重。虽然也可因劳力负荷诱发,但劳力负荷中止后胸痛并不能得到缓解。

2. 临床表现。胸痛的部位、性质与稳定型心绞痛相似,但同时具有以下特点之一。

(1)原为稳定型心绞痛,在 1 个月内疼痛发作的频率增加、程度加重、时限延长、诱发因素变化、硝酸类药物缓解作用减弱。

(2)1 个月之内新发生的心绞痛,并由较轻的负荷所诱发。

(3)休息状态下发作心绞痛或较轻微活动即可诱发,发作时表现有 ST 段抬高的变异型心绞痛。此外,由贫血、感染、甲状腺功能亢进症、心律失常等原因诱发的心绞痛亦被称为继发性不稳定型心绞痛。

(4)不稳定型心绞痛(UA)患者的严重程度不同,其处理和预后也有很大的差别,在临床分为低危组、中危组和高危组。低危组指新发的或是原有劳力性心绞痛恶化加重,达加拿大心血管病学会(CCS)Ⅲ级或Ⅳ级,发作时 ST 段下移≤1 毫米,持续时间<20 分钟,胸痛间期心电图正常或无变化;中危组就诊前 1 个月内(但 48 小时内未发)发作 1 次或数次,静息心绞痛及梗死后心绞痛,持续时间<20 分钟,心电图可见 T 波倒置>0.2 毫伏,或有病理性 Q 波;高危组就诊前 48 小时内反复发作,静息心绞痛伴一过性 ST 段改变(>0.05 毫伏),新出现束支传导阻滞或持续性室速,持续时间>20 分钟。

(5)UA 与 NSTEMI 同属非 ST 段抬高性急性冠状动脉综合征(ACS),二者的区别主要是根据血中心肌坏死标记物的测定。因此,对非 ST 段抬高性 ACS 必须检测心肌坏死标记物并确定未超过正常范围时方能诊断 UA。

三、辅助检查

1. 心脏 X 线检查。如已伴发缺血性心肌病可见心影增大、肺充血等。

2. 心电图检查。约有半数的患者在心绞痛发作时心电图显示正常,心绞痛发作时可出现暂时性心肌缺血引起的 ST 段压低(≥0.1毫伏)有时出现 T 波倒置,平时 T 波倒置的患者,发作时可变为直立。

3. 心电图负荷试验和心电图连续动态监测。可显著提高缺血性心电图的检出率。

4. 放射性核素检查。铊心肌显像所示灌注缺损提示心肌供血不足或血流缺失,对心肌缺血有诊断价值。

5. 冠状动脉造影检查。冠状动脉造影检查是确诊冠心病的金标准。

四、治疗原则

(一)稳定型心绞痛

1. 非血供重建:改善冠状动脉的血供和降低心肌的耗氧,服用阿司匹林减少血栓形成,降低不稳定型心绞痛和心肌梗死的发生,有效的降血脂治疗可促使粥样斑块稳定。

2. 血供重建:运用心导管技术疏通狭窄甚至闭塞的管腔,从而改善心肌血流灌注的方法,包括经皮冠状动脉腔内成形术,经皮冠状动脉内支架置入术,经皮冠状动脉旋切术、旋磨术和激光成形术。

3. 外科手术治疗:主要是在体外循环下施行主动脉-冠状动脉旁路移植手术。

(二)不稳定型心绞痛

不稳定型心绞痛病情发展常难以预料,应使患者处于医生的监控之下,疼痛发作频繁或持续不缓解及高危组的患者应立即住院。

1. 一般处理:卧床休息1~3日,24小时心电监测。有呼吸困难、发绀者应给予氧气吸入,维持血氧饱和度达到90%以上。

2. 镇痛治疗:烦躁不安、剧烈疼痛者,静脉注射吗啡5~10毫克,硝酸甘油或硝酸异山梨酯持续静脉滴注或微量静脉泵输注,以每分钟10微克开始,每3~5分钟增加10微克,直至症状缓解。

3. 抗凝血(抗血栓):阿司匹林、氯吡格雷和肝素(包括低分子量肝素)是UA中的重要治疗措施,其目的在于防止血栓形成,阻止病情进展为心肌梗死。

4. 病情严重者,非手术治疗效果不佳,心绞痛发作时ST段压低>1毫米,持续时间>20分钟,或血肌钙蛋白升高者,在有条件的医院可行急诊冠状动脉造影,考虑经皮冠状动脉介入治疗(PCI)治疗。

5. UA经治疗病情稳定,出院后应继续强调抗凝血和调血脂治疗,特别是他汀类药物的应用。

五、护理常规

(一)稳定型心绞痛

1. 评估。

(1)健康史和相关因素。①一般状况:患者的年龄、性别、职业、婚姻状态、营养状况,尤其注意近期有无脑出血、消化道出血和药物使用情况、过敏史、家族遗传史。②发病特点:患者有无诱发因素、疼痛部位、持续时间、缓解方式以及伴随症状。③相关因素:包括既往史,男性患者是否吸烟、饮酒,生活饮食习惯,性格,从而据此初步判断心绞痛分级以及对生活质量的影响。

(2)心绞痛严重度的分级:CCS分为以下四个级别。

Ⅰ级:一般体力活动(如步行和登楼)不受限,仅在强、快或持续用力时发生心绞痛。

Ⅱ级:一般体力活动轻度受限。快步、饭后、寒冷或刮风中、精神应激或醒后数小时内发作心绞痛。一般情况下平地步行 200 米以上或登楼一层以上受限。

Ⅲ级:一般体力活动明显受限,一般情况下平地步行 200 米,或登楼一层引起心绞痛。

Ⅳ级:轻微活动或休息时即可发生心绞痛。

2. 护理要点及措施。

(1)发作时的护理:心绞痛发作时应立刻休息,一般在停止活动后症状即可消失。监测血压、脉搏、呼吸,舌下含化硝酸甘油 0.6 毫克,3～5 分钟疼痛缓解,低流量吸氧,观察心电图有无心肌缺血表现。

(2)观察药物治疗的作用和不良反应。①服用阿司匹林 100～300 毫克,注意观察胃肠道反应。②β-受体阻滞药可减慢心率,降低血压,减低心肌收缩力和耗氧量,注意血压的变化,初次小剂量开始,停用时逐步减量,对有低血压、支气管哮喘以及心动过缓、二度或以上房室传导阻滞者不宜应用。③钙通道阻滞药可扩张冠状动脉,解除冠状动脉痉挛。常用制剂有维拉帕米,不良反应有头晕、恶心、呕吐、便秘、心动过缓、P-R 间期延长、血压下降等;硝苯地平,不良反应有头痛、头晕、乏力、血压下降、心率增快、水肿;地尔硫䓬,不良反应有头痛、头晕、失眠等。④曲美他嗪可改善心肌的氧供需平衡而治疗心肌缺血。

(3)避免诱发心绞痛发作的因素:进食不应过饱、过快,戒烟、酒。

(4)调整日常生活与工作量;减轻精神负担;保持适当的体力活动,但以不致发生疼痛症状为度;一般不需卧床休息。

(5)运动锻炼疗法:谨慎安排进度适宜的运动锻炼,有助于促进侧支循环的形成,提高体力活动的耐受量而改善症状。

(二)不稳定性心绞痛

1. 评估。

(1)健康史和相关因素:参见稳定型心绞痛。

(2)评估疼痛的部位、性质,疼痛的程度、持续时间,心绞痛持续时间>20分钟,心电图有缺血改变,定时抽血观察心肌酶变化。

2. 护理要点及措施。

(1)病情观察。①心绞痛发作时,密切观察血压、脉搏,有无呼吸困难、面色苍白、出汗、恶心、呕吐症状,警惕不稳定型心绞痛有进展至急性心肌梗死的可能性。②心绞痛发作时停止活动,席地而坐或是卧床休息。③低流量吸氧,观察心电图有无心肌缺血表现。

(2)用药护理。心绞痛发作时舌下含化硝酸甘油0.6毫克,用药后注意观察胸痛缓解情况,用药后3~5分钟不缓解,可重复服用。心绞痛发作频繁,遵医嘱静脉输入硝酸甘油,注意速度,告知患者和家属不要自行调整滴速,以防止低血压,少数患者会出现头部胀痛、面色潮红、心动过速、心悸不适。

(3)心绞痛发作频繁、持续时间>30分钟、心电图有动态改变、心肌坏死标记物有升高的趋势,应立即转入监护室,必要时行紧急冠状动脉造影,考虑PCI治疗。

(4)心理护理。发作时及时处理,安慰鼓励患者,解除紧张不安的情绪。

(5)减少和避免诱发因素。保持心情舒畅,排便通常,必要时服用通便药。

(6)饮食护理:进食不易过饱,多食入富含纤维的新鲜蔬菜和水果,以低盐、低脂为宜。

六、健康宣教

1. 冠心病患者随身携带硝酸甘油、本人身份证,并注明家庭住址、联系人以及联系方式,确保在心绞痛发作时实施有效救治。

2. 改变生活方式,生活起居有规律,戒烟、酒。合理膳食,宜摄入低热量、低脂肪、低胆固醇、低盐饮食。多食入新鲜水果和蔬菜，少食多餐，控制体重在正常范围。定期测量腹围，腹围的控制目标为正常男性腰围≤2尺7寸，即90厘米，正常女性腰围≤2尺4寸，即80厘米。腹围的具体测量方法：脱掉上衣露出腹部，松开腰带；选取肋骨下缘与髂前上棘的中点（平脐水平），将软尺环绕腰部1周；放松，待呼气末读取软尺数据；记录腹围。

3.适当运动。运动的方式以有氧运动为主，注意运动的强度和时间因病情和个体差异而不同。

4.避免诱发因素。告知患者及其家属过劳、情绪激动、饱餐、寒冷刺激、搬重物、排便用力等均是心绞痛发作的诱因，应尽量避免。

5.病情的自我监测。要会识别心绞痛发作的表现以及发作时的处理，特别是糖尿病或是老年人的心绞痛症状不典型；当含服第一片硝酸甘油不缓解时，或是近期心绞痛发作频繁、持续时间延长，应立即就诊或拨打急救电话。

6.根据自身的年龄、活动能力以及兴趣爱好选择适合的体力劳动强度和锻炼方式，最大活动量以不发生心绞痛症状为度。

7.遵医嘱服用药物，不要擅自停用或是增加药物，自我监测药物不良反应，发现血压增高或是降低，心律失常、心率减慢或是增快，应立即就诊。

8.定期复查。告知患者要定期门诊复查心电图、血常规、血糖、电解质、血脂、肝功能，必要时复查冠状动脉CT。

（张文燕　冯　英　王素花）

第十二节　急性心肌梗死的护理

一、概述

急性心肌梗死（AMI）包括 ST 段抬高心肌梗死（STEMI）和非 ST 段抬高心肌梗死（NSTEMI）。AMI 是在冠状动脉病变的基础上，发生冠脉血流中断或急剧减少，使相应部位的心肌发生持续而严重的急性缺血，最终导致该部位心肌出现缺血性坏死。临床表现为持续而剧烈的胸骨后疼痛、心电图特征性动态演变、血清心肌酶水平增高、发热和白细胞增加；也可并发心律失常、心力衰竭或心源性休克等。AMI 属于 ACS 的严重类型。

二、治疗原则

第一步，降低心肌耗氧量；第二步，尽快使堵塞的冠状动脉再通，恢复严重缺血心肌的再灌注，同时应尽量减少再灌注损伤和防止血管再堵塞；第三步，改善冠状动脉血流或侧支循环，从而缩小梗死范围，维持左室功能，以平稳度过急性期，提高康复后的生活质量。治疗可分为一般治疗和药物治疗。一般治疗包括吸氧，缓解疼痛和精神恐惧，卧床休息。药物治疗包括硝酸酯类药物、抗血小板药物、抗凝血药物、β-受体阻滞药、血管紧张素转化酶抑制药、钙拮抗药和他汀类药物。还有溶栓治疗和 PCI、冠状动脉旁路移植术（CABG）。

三、护理评估

（一）一般资料的评估
同冠心病护理常规。

（二）症状的评估
1. 判断患者是否发生 AMI，主要依靠以下几个方面典型的临床表现,即胸骨后持久而剧烈的疼痛,呈压榨样、窒息或濒死感。

2. 心电图有其特征性改变和动态演变,在 AMI 早期数小时内,心电图的典型改变是相应导联异常 Q 波、ST 段上抬和 T 波的直立或浅倒,偶见高尖或深倒。

3. 血清心肌酶显著增高。

(三)诱因及先兆

1. 诱因。任何可诱发冠状动脉粥样斑块破裂的原因都可以成为 AMI 的诱因。例如,剧烈活动、情绪激动、疲劳、饱餐、酗酒都可以使心率增快、血压骤升和冠状动脉痉挛而诱发冠状动脉斑块破裂。

2. 先兆。多数患者在发病前数日有乏力、胸部不适、活动时心悸、气急、烦躁、心绞痛等前驱症状。心电图 ST 段压低,T 波倒置或增高,即不稳定型心绞痛,如及时住院可使部分患者避免发生 AMI。

(四)症状的评估

1. 胸痛。心前区、胸骨后或剑突下压榨样剧烈的疼痛超过 30 分钟,含服硝酸甘油不能缓解,通常胸痛可放射到双上肢、颈部、肩部、下颌,部分患者仅表现为上腹部疼痛。

2. 全身症状表现为发热、心动过速。

3. 胃肠道症状表现为恶心、呕吐、上腹胀痛、呃逆。

4. 少数患者可无疼痛,一开始就表现为休克、心律失常、心力衰竭。

(五)体征的评估

发作时可出现面色苍白和出汗,烦躁、意识淡漠,大多数患者心率增快,也可减慢(下壁、右室),血压下降、呼吸急促或呼吸困难。

(六)辅助检查评估

1. 心电图的评估。①梗死部位相应导联 ST 段弓背样抬高。②病理性 Q 波。③T 波倒置。

2. 心肌损伤标记物。常用的心肌标记物包括肌酸磷酸激酶（CPK）或肌酸激酶（CK）及其同工酶 MB（CK-MB）、肌红蛋白、肌钙蛋白、肌钙蛋白 T 或 I（cTnT 或 cTnI）、乳酸脱氢酶（LDH）和同工酶 LDH1 等如表 4-1 所示。

表 4-1　急性心肌梗死后血清酶活性时相变化

酶	开始升高（小时）	到达峰值（小时）	回到正常（日）	正常高限 微克/升
GOT	6～8	12～48	3～5	＜40
LDH	8～18	24～72	4～16	＜250
CK	4～12	12～36	2～4	＜54.5
CK-BB CK-MB	3～6	12～24	1～2	0（改良 Rosalk 法）

3. 超声心动图。梗死相应导联室壁运动情况、射血分数、心脏结构、心包情况等。

4. X 线检查。准确评估肺淤血、肺水肿的情况和心影大小。

5. 核素心肌灌注显像。虽可检出梗死区充盈缺损，对诊断 AMI 有确诊价值，但不作为常规检查。

（七）心理因素评估

1. 恐惧。急性期患者因持久而剧烈的胸痛，有压榨、窒息和濒死感，不敢翻身或不敢睁眼等，且身处陌生的环境如冠心病重症监护室（CCU），亲人的探望又受到限制。这些都会使患者感到紧张、孤独、无助，而产生恐惧心理。此型多见于初发病的患者。

2. 焦虑。病情平稳后，患者开始担心疾病的预后，担心以后是否能恢复正常工作和生活，是否会成为家庭、社会的负担，表现出愁眉苦脸、寡言少语、唉声叹气、无精打采、对疾病失去信心等。尤其是 A 型性格者，事业心强，一旦病倒，即有严重的失落感。

3. 抑郁。若病情严重，症状反复发作或病情恢复较慢时，患者会担心其家庭、前途和经济，表现出自卑、缺乏兴趣、情绪低沉、悲伤、过分谨慎等，甚至患上抑郁症。据国外有关研究估计，心肌梗死患者在住院期间抑郁症的发生率为 34%～45%。

心理应激反应很可能是再次诱发和加重 AMI 的重要因素。因此,医护人员应善于发现患者情绪和行为反应,并寻找应激源,采取有效的应对措施,如及时给予患者安慰、解释、鼓励。

(八)社会因素评估

护士应了解患者的职业、文化、经济条件、家庭的态度、工作单位及其同事的态度,评估并维护家庭和社会对患者的支持程度。良好的社会支持可缓冲 AMI 患者的应激状态,对维护良好的情绪状态具有重要作用。

四、护理要点

(一)一般护理

同冠心病的护理常规。

(二)监测与护理

1. 加强监测。AMI 早期易发生心律失常,心率和血压的波动。应尽早开始心电图和血压监测,同时注意观察患者的神志、呼吸、出入量、末梢循环情况等。立即建立静脉通道保持通畅及时给药。一般监测时间为 3 日,有严重心律失常,左心衰竭或心源性休克者,应根据病情延长监测时间。必要时使用全自动除颤仪监测,插入 Swan-Ganz 漂浮导管进行血流动力学监测和 IABP。

2. 生命体征监测。①神志。定时观察神志变化准确记录,如休克早期患者因缺氧表现烦躁、激动;若逐渐转为表情淡漠、意识模糊、昏迷则表明脑缺氧已加重。②血压。血压不稳定患者需数分钟监测 1 次,血压稳定后根据病情确定间断监测的时间。目前血压监测一般采用无创自动血压监测,对危重患者给予动脉穿刺留置鞘管进行长时间有创(直接)动脉压监测。③体温。每日测 4 次体温,部分患者在发病后 24～48 小时出现体温升高,一般在38℃左右,持续 3～5 日消退,是坏死组织吸收热。④脉搏与呼吸。可与血压监测同时进行,若出现脉搏细速、呼吸变快,应及时与医生联系处理。⑤肾功能监测。准确记录出入量,注意电解质、尿素氮等的变化。

3. 心电图监测。患者进入 CCU 后,即应给予持续心电及血压监测。使心律失常及血压变化能得以及时发现和治疗,AMI 的心律失常及血压改变通常在最初 24 小时发生率最高,以后随病情好转逐渐减少。严密心电及血压监测须持续 1～3 日,心电监测的综合导联要求有清楚的 P 波,主波(QRS 波群)向上。电极粘贴牢固。监测中发现下列异常情况应及时报告医师或加做常规心电图:室性期前收缩＞5 次/分;室性期前收缩 R-on-T 现象;多源性室性期前收缩及成对或连续的室性期前收缩;一度或二度房室传导阻滞;快速心房纤颤及由于心前区不适造成的特异性 ST-T 改变。

4. 血流动力学监测。AMI 并有泵功能衰竭者应用漂浮导管(Swam-Ganz)进行血流动力学监测,以了解肺动脉收缩压、舒张压、平均压及肺毛细血管楔压,并通过漂浮导管热稀释法测量心排出量。护士应注意保持管道通畅,每 2 小时肝素盐水冲管 1 次,并根据病情需要定时测量有关数据。

5. 吸氧。AMI 患者无论有无并发症都有不同程度的低氧血症。低氧血症是梗死面积扩大的主要因素。吸氧越早越好,方法有鼻导管吸氧法、面罩法。通常在发病早期用鼻导管给氧 24～48 小时,流量 3～5 升/分,减轻气短、疼痛或焦虑症状,有利于心肌氧合。严重低氧血症者经气管插管应用机械通气治疗,根据动脉血氧分压变化调节流量,对于伴有 COPD 的患者,因低氧是刺激呼吸的驱动力,故吸氧浓度和流量不宜过高。

6. 缓解疼痛。AMI 时剧烈疼痛可使交感神经过度兴奋,引起心跳加快、血压升高和心排出量增加,从而增加心肌耗氧量。胸骨后或心前区剧烈疼痛可能伴梗死面积扩大及导致心律失常,应尽早迅速按医嘱处理。发病早期可逆性心肌缺血的疼痛和心肌梗死所致的疼痛常混淆在一起,因此,要密切观察。一般先给予硝酸甘油含服,随即静脉滴注硝酸甘油。如痉挛不能缓解给予镇痛药,吗啡为首选镇痛药物。伴有慢性阻塞性肺疾病的患者禁用吗啡。吗啡用量为 5~10 毫克,采用肌内注射或静脉注射。哌替啶镇痛效果较吗啡弱,剂量 25~50 毫克,行肌内注射。在使用镇痛药物过程中,护士要注意评估患者胸痛的性质、程度、部位、发作频率、持续时间及对镇痛药的反应情况,同时注意是否有呼吸抑制及血压下降等情况发生。如剧烈疼痛持续得不到缓解,可能提示心肌破裂的前兆,又可成为促使休克的因素。因此,当患者发作疼痛时应立即报告医生及时处理。

7. 活动量安排。AMI 无并发症患者卧床休息 3 日,有严重并发症者则需延长,根据患者病情随时调整活动量,循序渐进地提高活动耐力。住院期间的活动是以"不过量"为基本原则的。因此,活动的强度不宜过大,时间持续也不要太久。只要能防止功能减退的发生和改善心理障碍就可以。

8. 饮食护理。AMI 的饮食以低脂、低胆固醇、高纤维素、优质蛋白、清淡及少食多餐为原则,最初几日以半流质饮食为主。随病情逐渐好转逐渐改为普食,应选择清淡易消化的食物。

9. 排便护理。保持大便通畅。卧床、食量减少和应用吗啡易引起便秘。因此,患者入院后应遵医嘱常规适当使用缓泻药物,如通便灵、麻仁润肠丸。对有便意但排便困难者,可给予应用开塞露,必要时给予甘油灌肠,以不费力气为原则。因为排便时用力过度会增加心脏负荷,诱发心律失常导致心脏破裂甚至死亡。对病情尚未稳定患者排便过程中应加强心电监测,一旦出现心律失常应及时停止排便动作并做相应处理。

10. 心理护理。AMI 是急性事件,会引起患者心理应激反应。其反应类型及程度取决于病情的轻重、患者的性格、文化素质及对疾病的认知程度,多表现为紧张情绪、焦虑、疑虑、抑郁等反应。其护理措施一般包括以下几个方面。①创造良好的休息环境,保证病房的清洁、舒适,减少不必要的监护设施及各种机器噪声等应激源。②建立良好的护患、医患关系,当患者进入 CCU 伊始即应予以安慰。在患者住院过程中应根据病情有计划地进行健康宣教,使之了解相关疾病知识,认清自身当前状况,振作精神与疾病斗争。③护士应具备高度的责任心和娴熟的护理技术,能够准确无误地执行各项治疗和对症护理,促进身心功能的改善和疾病的康复,增加患者的安全感。④做好患者家属工作,交代病情,争取得到充分的理解与合作。探视时间应以时间短、次数多为好,通过家属帮助患者消除孤独感,并树立战胜疾病的信心。

(张文燕 柳国芳 安菁菁)

第十三节 急性心肌梗死溶栓治疗的护理

一、概述

静脉溶栓治疗是 AMI 治疗的最重要进展,使 AMI 的治疗从保守治疗并发症飞跃到尽可能早地使梗死相关血管的再通治疗,是一次治疗理念上的飞跃。它使用简便,在相当长的时间内,将是我国治疗急性心肌梗死,减少病死率的主要方法。血栓形成使冠状动脉急性闭塞,造成心肌严重缺血坏死,应及时采取溶栓治疗,尽快使血栓溶解,恢复心肌再灌注,挽救濒临坏死的心肌。溶栓治疗对维护心室功能、降低并发症的发生、改善预后起到重要作用。临床溶栓治疗有两种途径给药,即静脉内溶栓和冠状动脉内溶栓。应在急性心肌梗死发病后,争分夺秒,尽力缩短患者入院至开始溶栓的时间,目的是使梗死相关血管得到早期、充分、持续再开通。

二、治疗原则

应在急性心肌梗死发病后,争分夺秒地使梗死相关血管得以早期、充分、持续再开通。

(一)适应证

1. 反映左室下壁心电活动的 3 个导联(Ⅱ、Ⅲ、aVF)中有 2 个导联或反映左室前及侧壁的前胸导联($V_{1\sim6}$)中有 2 个相邻导联或

Ⅰ和 aVL 导联的 ST 段抬高≥0.2 毫伏或出现新的病理性 Q 波,且含硝酸甘油后,ST 段不回降。

2. 心肌缺血性疼痛持续 20～30 分钟或以上,含硝酸甘油后症状不缓解。

3. 心肌缺血性疼痛发病时间少于 6 小时。

4. 年龄小于 70 岁或年龄大于 70 岁者,需视患者的体质情况来确定。

5. 若患者来院时已是发病后 6～12 小时,心电图 ST 段抬高明显伴有或不伴有严重胸痛者仍可溶栓。

(二)禁忌证

1.2 周内有活动性出血(胃肠道溃疡、咯血等),做过内脏手术、活体组织检查,有创伤性心肺复苏术,不能实施压迫的血管穿刺以及有外伤史者。

2. 高血压病患者经治疗后在溶栓前血压仍≥21.3/13.3 千帕者。

3. 高度怀疑有夹层动脉瘤者。

4. 有脑出血或蛛网膜下隙出血史,6 小时至半年内有缺血性脑卒中(包括 TIA)史。

5. 有出血性视网膜病史。

6. 各种血液病、出血性疾病或有出血倾向者。

7. 严重的肝肾功能障碍或恶性肿瘤等患者。

(三)常用的溶栓药物

主要有尿激酶、链激酶、rt-PA,其中 rt-PA 对血栓的选择性较强。

三、护理评估

(一)一般评估

同急性心肌梗死护理常规。

(二)溶栓护理评估

1. 术前评估。

（1）询问病史、了解病情、取得患者合作。

（2）溶栓前应检测酶类及各项有关化验,如纤维蛋白原、凝血酶原活动度、活化部分凝血活酶时间（APTT）、血常规及心电图检查。

（3）注意观察患者意识及生命体征,评估患者,注意有无禁忌证。

（4）评估患者的血管条件,建立静脉通路。

2. 用溶栓药过程中护理评估。

（1）有无过敏反应,如发热、荨麻疹、皮肤潮红、关节痛及脉管炎。

（2）低血压状态:溶栓治疗中出现低血压情况的概率为 $5.9\% \sim 14.3\%$,出现低血压状态时多须扩容或行多巴胺治疗。

（3）胸痛缓解的情况及胸痛的性质。

（4）再灌注心律失常:为冠脉再通的间接征象之一,多表现为胸痛明显缓解后出现短暂的加速性自主心律。下壁 AMI 出现一过性窦性心动过缓,窦房传导阻滞等,也可发生致死性室性心律失常,再灌注心律失常出现突然,严重可致猝死。因此,要加强监护并做好电转复的准备。

（5）出血倾向:出血是溶栓治疗最主要的并发症。在溶栓治疗期间,由于溶栓抗凝,抗血小板药物的应用抑制凝血功能,促进纤维蛋白溶解,可引起其他部位出血,应注意观察有无皮肤破损、黏膜、消化道、泌尿道、呼吸道及颅内出血征象,如牙龈出血、鼻出血、痰中带血、呕吐咖啡样液、黑粪、肉眼血尿、皮下血肿或血肿渐大、脑出血时的意识变化,若有异常,须及时报告医师给予处理。定时测凝血功能。溶栓次日应复查血常规,纤维蛋白原凝固时间,尿、便常规等。

（6）溶栓开始后 3 小时内每 30 分钟复查 1 次 12 导联心电图（正后壁、右室梗死加做 18 导联心电图）。

（7）发病后 6 小时、8 小时、10 小时、12 小时、16 小时、20 小时采血监测血清酶学的动态变化。

(8)应用肝素后每2小时测 APTT 1次,使 APTT 维持在 60~80 秒,根据 APTT 值调整肝素用量。

3. 临床评价再通的标准。

(1)溶栓开始后2小时内胸痛明显减轻或消失。

(2)开始给药后2小时内心电图 ST 段在抬高最明显的导联迅速下降≥50%。

(3)溶栓开始后2~3小时出现再灌注心律失常,如加速的室性自主心律、下壁梗死新出现的窦性心动过缓或房室传导阻滞。

(4)酶峰前移,即 CK-MB 峰值提前至距发病后14小时以内或总的 CK 提前至16小时以内。

具备任意2条(1和3组合除外)可作为临床再通标准。临床判断再通的标准简单易行,与冠状动脉造影结果有很好的相关性。胸痛和心电图变化可用于早期判断冠状动脉开通情况,以决定下一步治疗措施。溶栓治疗后早期 ST 段回落是预测心肌再灌注强有力的指标。

四、护理要点

1. 一般护理同心肌梗死护理常规。

2. 协助医师询问病史,以便严格选择适应证。注意观察患者意识及生命体征,评估患者,注意有无禁忌证,遵医嘱给溶栓前口服药如阿司匹林等口服。

3. 尽快为患者留置套管针,建立2条静脉通道,一般选择双侧上肢,静脉给药与静脉采血通道分开。静脉采血通道应用正压接头封管。严禁使用抗凝剂封管,以免影响化验室检查数值。

4. 按要求输注溶栓药。溶栓治疗要求在一定时间内输入一定剂量的溶栓剂,使之在循环中达到有效的治疗浓度。护理人员应熟悉各种溶栓剂的使用方法,确保按要求输注。

(1)尿激酶:目前建议剂量为150万单位左右,于30分钟静脉滴注,配合肝素 7 500~10 000 单位皮下注射或低分子肝素皮下注射。

(2)链激酶或重组链激酶:建议150万单位于1小时内静脉滴注,配合肝素7 500～10 000单位皮下注射或低分子肝素皮下注射。

(3)rt-PA:我国的心血管病治疗方案中,应用50毫克rt-PA,8毫克静脉注射,42毫克在90分钟内静脉滴注,给药前静脉注射肝素5 000单位,继之以1 000单位/小时的速率静脉滴注,根据APTT结果调整肝素给药剂量,使APTT维持在68～80秒。

(4)绝对卧床24小时。

(5)术后可正常进食,以清淡易消化食物为主。

五、健康宣教

1. 宣教内容同急性心肌梗死的宣教内容。

2. 在用药期间及用药后的一段时间内,注意有无出血倾向,皮肤、黏膜有无出血点,刷牙时尽量使用软毛牙刷,注意有无牙龈出血;穿刺后注意按压时应适当加大力量并且按压时间应大于5分钟,以免出现皮下血肿及瘀青。

（张文燕 柳国芳 安菁菁）

第十四节 多发性大动脉炎的护理

一、概述

多发性大动脉炎是指主要累及大动脉管壁的慢性非特异性炎症,可造成不同部位动脉的狭窄或阻塞。由于本病可造成上肢或下肢动脉脉搏减弱或消失,故又被称为"无脉症"。

根据病变部位不同可分为以下几种类型:头臂动脉型(主动脉弓综合征)、胸-腹主动脉型、广泛型和肺动脉型。

二、治疗原则

本病约 20％ 为自限性，在发现时疾病已稳定，对这类患者如无并发症可随访观察。对发病早期有上呼吸道、肺部或其他脏器感染因素存在，应有效地控制感染，对防止病情的发展可能有一定意义。高度怀疑有结核菌感染者，应同时抗结核治疗。常用的药物有糖皮质激素和免疫抑制药。除此以外，还可以进行以解决肾血管性高血压和脑缺血为目的的外科手术治疗，以及经皮腔内血管成形术。

三、护理评估

对于多发性大动脉炎评估的重点是了解住院患者炎症累及部位、严重程度对其影响以及在住院期间心理的变化。

(一)一般资料

重点了解患者的危险因素。收集：年龄、性别（30 岁以下女性多发）、地域、经济状况（可能对选择治疗和护理方式等有影响）、家族史、既往史（关注高血压，结核病病史）、过敏史。

(二)临床表现

1. 全身症状。少数患者在发病初期可有全身不适、易疲劳、发热、食欲缺乏、恶心、出汗、体重下降、肌痛、关节炎和结节红斑等症状。

2. 局部症状体征。按受累血管不同，有不同器官缺血的症状与体征。

(1)头臂动脉型（主动脉弓综合征）：颈动脉和椎动脉狭窄和闭塞，可引起脑部不同程度的缺血，出现头晕、眩晕、头痛、记忆力减退；累及眼底动脉，出现单侧或双侧视物有黑点，视力减退，视野缩小甚至失明；上肢缺血可出现单侧或双侧上肢无力、发凉、酸痛、麻木，甚至肌肉萎缩。

(2)胸-腹主动脉型：下肢出现无力、酸痛、皮肤发凉和间歇性跛行等症状，特别是髂动脉受累时症状最明显。肾动脉受累出现以高血压为本型的重要临床表现,尤以舒张压升高明显。

(3)肺动脉型:出现心悸、气短,重者心力衰竭。

(三)辅助检查

1. 彩色多普勒超声、增强 CT 和 MRI 检查:显示部分受累血管的病变和脏器的情况。

2. 血管造影在 X 线下直接显示受累血管管腔变化、管径大小、管壁是否光滑、受累血管的范围和长度。

3. 红细胞沉降率、C 反应蛋白。疾病活动时血沉增快,病情稳定红细胞沉降率恢复正常。

(四)心理状况

大动脉炎患者多为青少年女性,可通过评估患者表情、语言、肢体语言、生理变化或在适当时间使用心理测量工具了解患者的心理状态。同时根据不同临床表现制订相应的心理干预计划。

四、护理要点

1. 按心血管病内科一般护理。

2. 视病情适当休息,活动期(红细胞沉降率增快时)病情较重者应卧床休息。

3. 遵医嘱定时测量血压、脉搏,必要时测量双侧上、下肢血压进行比较,并记录数值以判断病情轻重、病情进展情况及治疗效果等。注意观察患者临床表现,有无脑部缺血、上下肢缺血、肾动脉狭窄或肺动脉狭窄的征象。

4. 应用大剂量激素类药物治疗的患者,要注意可能发生库欣综合征、易感染、继发高血压、糖尿病、精神症状和胃肠道出血等不良反应,应注意保暖,保持皮肤清洁。如长期用药要防止骨质疏松。

5. 活动期患者宜给予高营养及丰富的蛋白质和维生素的补充,因病变血管腔内均有血栓形成,尽量减少脂肪的摄入,严格戒烟,少量饮酒,禁食海鲜及生冷、辛辣等刺激食物。

6. 为明确大动脉炎部位需进行选择性动脉造影时,应做好各项常规准备及患者的术前宣教和术后护理。

7. 对病程长、症状明显或治疗效果不理想的患者,要指导患者了解疾病的特点,调动其主观能动性,增强战胜疾病的信心。

8. 给患者提供必要的生活护理。多发性大动脉炎累及双侧颈总动脉,可致脑供血不足发生晕厥,眼底视网膜贫血造成视力障碍,甚至失明,导致患者生活不能自理,要在生活上给予照顾,多巡视,防止意外发生。

五、健康宣教

1. 教会患者及其家属测量血压的方法,以便患者出院后自行监测。教会患者观察脉搏的变化;病变在主动脉弓分支的患者,左右上肢的桡动脉搏动可摸不到或减弱,要注意经常触摸,了解用药后效果,同时观察颞、颈动脉、足背动脉搏动的强弱及频率、节律变化。

2. 帮助患者了解药物的作用、不良反应及药物使用注意事项,包括激素、抗凝血药物等。

(张文燕　柳国芳　张　璐)

第十五节　原发性高血压的护理

一、概述

高血压是以血压升高为主要表现,伴或不伴有多种心血管危险因素的综合征。其并发症有脑卒中、心脏病及肾脏病,严重危害人们健康,致死、致残率高。

二、治疗原则

首先,高血压是一种以动脉血压持续升高为特征的进行性心血管综合征,常伴有其他危险因素、靶器官损害或临床疾患,故需要进行综合干预;其次,抗高血压治疗包括非药物和药物两种方法,大多数患者需长期甚至终生坚持治疗;最后,定期测量血压,规范治疗。改善治疗依从性,尽可能实现降压达标。

三、护理评估

(一)健康史

应围绕与高血压有关的危险因素和高血压对机体的损害进行。

1. 以前有关血压的记录,包括发病年龄、最高血压值和近期服用药物对血压的影响。

2. 受损器官的情况。

3. 以前服用抗高血压药物的效果和不良反应。

4. 有关心血管病的症状,如心绞痛、呼吸困难。

5. 是否服用可能引起血压升高的药物,如避孕药、雌激素、类固醇、甲状腺激素、减肥药、感冒药、安非他命、咖啡因和大量的甘草;是否饮酒。

6. 体重情况和摄盐的情况。

7. 心理社会因素,如情绪、压力和经济情况。

(二)临床表现

高血压患者的临床表现可从轻到重,与血压增高程度可不一致。

1. 症状。原发性高血压早期常无症状,可以多年自觉良好。某些患者可有非特意性头痛、眩晕、疲乏和心悸等症状(常在患者得知患有高血压之后才注意到)。

2. 体征。高血压的体征与高血压的基本病因、病程和严重程度、血压本身、靶器官受累程度和血管并发症有关。

(1)血压:应测量双臂血压,以避免由于锁骨下动脉粥样硬化引起的差异,并记录以后测量血压应取的手臂。测量时注意患者的体位,询问患者是否服用利尿剂而引起血容量减少,或其他抗高血压药物而引起直立性低血压。

（2）靶器官的体征：高血压对全身动脉都有影响，护士在进行患者查体时应全面。

（三）辅助检查

辅助检查的目的在于发现高血压时靶器官受累的情况和寻找继发性高血压的证据。

1. 尿液分析。当发生肾脏损害时，尿比重降低，并出现轻度蛋白尿。恶性高血压可出现大量蛋白尿。

2. 血生化。当肾实质发生病变，血清肌酐和血尿素氮升高，可出现贫血伴有严重的氮质血症。

3. 超声心动图。高血压引起的左心室肥厚。

4. 心电图。左心室肥厚。

5. 胸部 X 线。主动脉狭窄时，胸部平片可见到肋角切迹；如发生左心衰竭，可见肺静脉淤血或胸腔积液。

（四）心理社会评估

社会心理因素也对高血压的发病有影响。

四、护理要点

1. 执行心血管病内科一般护理常规。

2. 对于初发期患者，应嘱适量活动，注意劳逸结合，勿过度紧张。如患者出现症状，应绝对卧床休息。

3. 根据病情遵医嘱每日测量血压 2～3 次，必要时测量不同体位、上下肢的血压进行比较。

4. 细致观察病情变化，如有血压明显升高，伴恶心、呕吐、颈项疼痛或僵硬、视物模糊、抽搐、昏迷等神经症状，或呼吸困难、咳嗽、泡沫血痰、尿频、尿少、排尿困难，均是高血压急症的表现，应立即报告医师并配合抢救。

5. 要注意观察患者服用降压药物的疗效，并指导患者服用方法以及药物常出现的不良反应；注意预防发生直立性低血压。

6. 给予患者低钠、低脂、低胆固醇、多纤维素的饮食，积极控制体重。

五、健康宣教

1. 高血压患者多数在平时没有明显的症状,第一次测量血压发现不正常,须引起重视,进行血压跟踪。

2. 积极预防和控制高血压的危险因素,减轻体重、改进膳食结构、限制饮酒、戒烟、增加体力活动。

3. 坚持定时、定量服用降压药。保护靶器官免受损害。

4. 教会患者及其家属测量血压的方法,定期、定时监测血压。

5. 使患者了解药物的作用和不良反应及药物使用注意事项。若服药过程中出现任何不适都应咨询医务人员或及时就医。

6. 普及高血压急症院外急救知识。若发现高血压急症,不要慌忙送医院,避免病情加重和途中发生意外。应采取以下措施:安定患者情绪;舌下含服迅速降压药,常用卡托普利(开博通)6.25～12.5毫克咬碎后舌下含服。当血压下降,病情平稳后积极送医院诊治。

7. 高血压患者要有充分的心理准备,接受长期治疗的事实。

(张文燕　柳国芳　张　璐)

第十六节　肾血管性高血压病的护理

一、概述

肾血管性高血压是一种常见的继发性高血压,是指各种原因引起的肾动脉主干或分支狭窄或闭塞性疾病,引起严重高血压及肾功能减退,肾动脉从狭窄进展为闭塞,肾功能逐渐恶化,一些患者因此进入终末期肾病。若能及时解除狭窄或闭塞,高血压就可以逆转。

二、治疗原则

肾血管性高血压可选用外科治疗、介入治疗和药物治疗。其中介入治疗由于其操作简便、疗效好,已成为本病的首选治疗方法。常用的药物为钙离子拮抗药。双侧肾动脉狭窄或肾功能受损时,不宜服用血管紧张素转化酶抑制药。

三、护理评估

(一)一般资料

收集性别、年龄、家族史(此类疾病无高血压家族病史)、既往史、过敏史、生活方式等。了解发病时间,治疗过程以及伴随的临床疾病等。

(二)临床表现

1. 了解患者基础血压水平和波动情况。此类疾病以舒张压增高明显,肾动脉狭窄越严重,舒张压越高。病程短,病情进展较快或病程较长,突然发生恶性高血压而无其他病因可解释。一般降压药疗效不佳。

2. 评估患者 24 小时出入量,特别是尿量的变化。

3. 观察患者日常活动,有无晕厥史、视物模糊等。

(三)辅助检查

1. 化验肾功能、电解质、尿蛋白定量,评估肾脏病变、有无电解质失衡的情况,监测卧、立位肾素-血管紧张素-醛固酮水平了解对血压及肾功能的影响。

2. 眼底检查,评估高血压是否影响眼底动脉病变。

3. DSA 可以区分纤维肌肉发育不良、动脉粥样硬化、肾萎缩、肾动脉细小或肾动脉闭塞等症。DSA 可测出肾内血液分布的数值、灌注情况、积蓄功能以及廓清功能等,从而可准确地评估两肾的生理功能。必要时可行肾动脉介入重建血供。

(四)心理评估

肾血管性高血压病引发的血压升高且不易控制会给患者造成很多不适,同时会影响患者对康复的信心。根据患者主诉、表情、肢体语言等临床表现及时察觉心理状态的变化。

四、护理要点

1. 执行心血管病内科一般护理常规。

2. 根据病情每日测量血压，并做好记录以判断病情轻重、病情进展情况及治疗效果等。准确记录 24 小时出入量，若尿量过少及时给予处理。肾功能不全（肌酐高于正常 133 微摩尔/升）患者遵医嘱给予水化治疗，并严格监测尿量。

3. 指导患者适量活动，注意劳逸结合。若患者有血钾偏低的情况除遵医嘱给予补钾治疗之外还要观察询问有无乏力、心悸等症状；眼底病变造成视物模糊的患者应嘱其小心活动，以免跌倒，嘱多卧床休息；急性发作或病情重、症状明显的患者，应严格控制活动量，卧床休息，禁止用力，防止发生意外。

4. 严密观察病情变化，有无脑部缺血、头晕、头痛、胸闷、心悸、恶心、呕吐及视力减退等症状。此外，腰痛也是较常见的症状，部分患者有血尿或蛋白尿，严重时可出现心力衰竭、肾功能不全、营养不良等肾病综合征表现。

5. 观察患者服用降压药物的疗效，并指导患者服用方法及药物不良反应。

6. 为明确肾动脉狭窄的程度须进行选择性动脉造影时，做好各项常规准备及患者的术前宣教和术后护理。

7. 饮食指导：给予患者低盐、低脂、优质低蛋白、多纤维素的饮食，同时注意补充钙质及维生素 D。

8. 心理护理：解释疾病治疗过程和目的，缓解紧张焦虑的情绪，注意倾听患者主诉，使患者安心接受并积极配合治疗。

五、健康宣教

病情好转出院时鼓励患者适当参加体育锻炼，注意劳逸结合，消除精神负担。按医嘱服药，定期复查，及时调整治疗方案。

（冯　英　张　璐　叶　敏）

第十七节　原发性醛固酮增多症的护理

一、概述

原发性醛固酮增多症(简称原醛)是指由于肾上腺皮质分泌过多的醛固酮而引起的高血压和低血钾综合征。原醛症占高血压症中0.4%～2%,是一种可以治愈的继发性高血压。原醛最常见的两种类型包括肾上腺皮质分泌醛固酮的腺瘤(醛固酮瘤,APA)及双侧(极少数可为单侧)肾上腺皮质增生(特发性醛固酮增多症,IHA)。其他少见的类型包括糖皮质激素可抑制型醛固酮增多症(GRA)、原发性肾上腺皮质增生(CAH)、产生醛固酮的肾上腺癌或异位肿瘤等。

二、治疗原则

如无手术禁忌证,要考虑手术治疗。手术前一般采用低盐饮食,使用螺内酯(安体舒通)及补钾治疗,待血压控制良好、血钾恢复正常后进行手术。

三、护理评估

对于原醛患者评估的重点是了解住院患者的血压、血钾及心律的情况。

(一)一般资料

年龄、性别(女性多发)、地域、经济状况(可能对选择治疗和护理方式等有影响)、家族史、既往史(关注高血压,心律失常)、过敏史。

(二)临床表现

中重度高血压(Ⅱ～Ⅲ级,血压>21.3/13.3千帕),出现药物抵抗或者合并阵发性肌无力、肌麻痹、多尿、多饮等症状。

1. 高血压。为最早出现症状,一般不呈现恶性演进,但随着病情进展,血压渐高,大多数在 22.67/13.3 千帕左右,高时可达 28/17.3 千帕。

2. 神经肌肉功能障碍。肌无力及周期性瘫痪甚为常见。其次为肢端麻木,手足搐搦。

3. 肾脏表现。因大量失钾,肾小管上皮细胞呈空泡变形,浓缩功能减退,伴多尿,尤其夜尿多,继发口渴、多饮,常易并发尿路感染,尿蛋白增多,少数可发生肾功能减退。

4. 心律失常。较常见者为阵发性室上性心动过速,最严重时可发生心室颤动。

5. 血糖。由于低血钾可抑制胰岛素分泌,约 50% 患者有糖耐量减低。

（三）辅助检查

1. 24 小时尿钾、醛固酮、血浆醛固酮、肾素活性、血管紧张素 Ⅱ。

2. 证实试验:静脉盐水负荷试验和氟氢可的松抑制试验、卡托普利激发试验。需根据病情选择其中之一。

3. 首选肾上腺 CT,如患者单侧肾,可首选彩色多普勒超声(可能图像不清楚,直径大于 1.3 厘米以上的醛固酮瘤可显示出来,特异性不强,不能分辨是特异性增生还是肿瘤)或 MRI。

4. 肾上腺静脉插管取血:若 CT 无法确认和识别单侧醛固酮腺瘤或单侧特发性醛固酮分泌过多,可考虑采用此法,对于考虑外科手术治疗而患者又同意接受手术治疗者推荐。测定醛固酮/皮质醇比值,腺瘤的比值常大于 10：1。

四、护理要点

1. 按心血管病内科一般护理。

2. 严密观察血压变化,定时测量血压。

3. 准确记录日夜尿量 3 日,观察日夜尿量之比。

4. 低钾血症的护理。

（1）患者入院后需做相关检查，不宜补钾，而因多尿导致的低血钾易引起周期性肌无力、麻痹、行走困难、站立不稳，故应嘱患者卧床休息，以防摔倒。

（2）补充钾溶液时应严格遵循补钾原则，注意输液速度。

（3）提防高钾血症，定期复查电解质。

（4）关注患者心电图变化。

5. 服用螺内酯等抗醛固酮药物治疗时，密切观察药物反应，如发现男性乳房异常发育、女性月经不调等，及时报告医师。

6. 由于此病多发于年轻女性，且血压不易控制，易使其心理产生变化，要指导患者了解疾病的特点，增强战胜疾病的信心。

7. 配合医师做好辅助诊断检查的准备与护理。

五、健康宣教

1. 病情好转出院时，嘱患者劳逸结合，消除精神负担，按医嘱服药，定期复查。

2. 教会患者及其家属测量血压的方法，以便出院后定时监测血压。

3. 密切关注电解质变化。

4. 帮助患者了解药物作用、不良反应及注意事项。

（冯 英 张 璐 叶 敏）

第十八节　嗜铬细胞瘤的护理

一、概述

嗜铬细胞瘤是发生于肾上腺髓质、交感神经节、旁交感神经节或其他部位的嗜铬组织中的肿瘤。这种肿瘤持续或间断地释放大量儿茶酚胺（去甲肾上腺素、肾上腺素、多巴胺）引起发作性高血压伴交感神经兴奋为主要临床表现的内分泌疾病。嗜铬细胞瘤可发生于任何年龄,20～40岁多见,男女无明显差别,有的有家族史。多数病例发生于肾上腺髓质,单侧、单发。约有10%为双侧,10%为多发性,10%为肾上腺髓质之外。绝大多数位于腹腔之内,除肾上腺髓质之外,多见于腹膜后脊柱两侧,特别是腹主动脉分叉处的巨型副神经节。其他如膀胱、子宫、心肌、颅内任何有交感神经节的器官均有发生之可能。

二、治疗原则

一般须手术切除肿瘤,只有当临床确诊为恶性嗜铬细胞瘤或患者不能耐受手术时进行内科治疗。手术前需要接受一段时间的药物治疗,以阻断循环去甲肾上腺素的缩血管效应,使血压下降,容量恢复,保证手术的安全。常用的药物有酚妥拉明、酚苄明。

三、护理评估

对于嗜铬细胞瘤患者评估的重点是了解住院患者的血压、心律及并发症的情况。

(一)一般资料

年龄、性别、地域、经济状况(可能对选择治疗和护理方式等有影响)、家族史、既往史(关注高血压,心律失常)、过敏史。

(二)临床表现

1. 高血压。高血压为本症最重要的临床症状,多数为阵发性发作,可因剧烈运动、体位改变、情绪波动、挤压等诱发。血压突然升高,同时伴有头痛、心悸、恶心、呕吐、出汗、面色苍白、焦虑、恐惧感、视物模糊、心动过速、心律失常、心前区紧迫感,甚至诱发左心衰竭和脑卒中。一般发作历时数秒、数分、1～2小时或0.5～1日。

2. 代谢紊乱症候群。基础代谢率升高、低热、多汗,体重下降,久病者多表现为消瘦体型。

(三)辅助检查

1. 24小时尿内儿茶酚胺含量。一般升高2倍以上即有意义。

2. 药物抑制试验。阳性者有诊断意义,适用于血压持续高于

22.67/14.67 千帕的患者。

3. B超检查。B超检查为定位诊断方法,操作简便、准确率高,应作为首选定位诊断方法。

4. CT检查。CT检查对肿瘤定位可提供准确的信息,诊断准确率高,为常用方法。

5. 其他定位方法。如静脉插管分段采血测定儿茶酚胺、[131]I-MIBG肾上腺髓质显像等亦对定位有帮助,后者对肾上腺髓质外嗜铬细胞瘤有特异性定位诊断价值。

四、护理要点

1. 按心血管病内科一般护理。

2. 严密观察病情变化。

3. 发病时严密观察心率、血压变化,认真做好记录。

4. 持续心电监测,心率过快或发现心律失常时应及时与医师联系,尽早处理。

5. 观察服用降压药物的反应,于服药前后测量血压。

6. 提防高血压危象的发生,必要时遵医嘱注射酚妥拉明;同时注意保护患者安全,以防血压突然降低发生意外。

7. 对久病者应嘱患者加强营养,给予高蛋白质、高纤维素饮食。

8. 因病情发作较频繁且无特定时间规律,患者易产生情绪低落、烦躁甚至恐惧心理。医护人员要安慰、体贴、关心患者,使其建立战胜疾病的信心。

9. 诊断明确、定位清楚的嗜铬细胞瘤,应积极进行手术治疗。由于本病的特殊病理改变,应配合医师做好术前准备与术后观察护理。

10. 病情好转出院时嘱患者劳逸结合,消除精神负担,按医嘱服药,定期复查。

五、健康宣教

1. 教会患者及其家属测量血压的方法,以便其出院后自行监测。

2. 帮助患者了解药物的作用、不良反应及注意事项。

（柳国芳 许庆超 李建华）

第十九节 肺动脉高压的护理

一、概述

肺动脉高压是指由各种原因引起的肺血管床结构和（或）功能的改变，导致以肺血管阻力进行性升高为特点的临床综合征。它既可以是多种疾病进展过程中的一个阶段，又可以是独立存在的一个疾病，如特发性和可遗传性肺动脉高压。

2009 年欧洲心脏病学会推荐的右心导管评估肺动脉高压的血流动力学标准为肺动脉平均压≥3.3 千帕。同时推荐了最新的肺动脉高压临床分类，将伴发肺动脉高压的临床疾病分为 5 类：①动脉型肺动脉高压（PAH）、肺静脉闭塞性疾病（PVOD）和（或）肺毛细血管病（PCH）。②左心疾病所致的肺动脉高压。③肺部疾病和（或）低氧所致的肺动脉高压。④慢性血栓栓塞性肺动脉高压。⑤原因不明和（或）多种因素所致的肺动脉高压。

其中第 1 类肺动脉高压又分为特发性肺动脉高压和可遗传性肺动脉高压；药物和毒物所致的肺动脉高压；相关性肺动脉高压；新生儿持续性肺动脉高压。

特发性肺动脉高压是指没有明显原因的肺动脉压力升高和肺血管阻力升高。需要在排除所有引起肺动脉高压的继发性因素后确诊。这种类型的肺动脉高压常见于 20～40 岁的女性患者。特发性肺动脉高压患者早期无明显症状，最早的症状为劳力性呼吸困难，其他常见的症状包括胸痛、咳血、晕厥、下肢水肿。约 10% 患者（几乎均为女性）呈现雷诺现象，提示预后较差。

二、治疗原则

肺动脉高压治疗目的：阻抑肺血管重塑，降低肺血管阻力，减轻肺动脉压力，改善心功能，增加心排出量，提高生存质量。其治疗方法有吸氧、抗凝、强心和利尿治疗。继发性肺动脉高压患者应积极纠正原发疾病。不能纠正疾病进展则需要心肺移植。

根据肺动脉高压患者急性血管反应试验结果和功能分级制订阶段治疗方案。急性血管反应试验阳性患者可以给予口服钙离子拮抗药（合心爽）治疗。阴性患者则需要应用特异性药物治疗，包括依洛前列环素（万他维）、磷酸二酯酶（PDE）抑制药（万艾可）和内皮素受体拮抗药（波生坦）。初期单独使用，必要时予以联合用药。

三、护理评估

肺动脉高压患者护理评估重点在于肺动脉高压原因排查结果和患者右心功能不全的表现，以及住院期间病情变化。

(一)一般资料

通过询问病史排除继发性肺动脉高压。包括患者性别、年龄，既往史(肝炎史、心脏杂音史、风湿免疫性疾病史、减肥药物接触史等)，个人史(吸毒、人类免疫缺陷病毒感染高危因素、毒油类接触史等)，婚育史(习惯性流产)，家族史(肺动脉高压或静脉血栓栓塞)。

(二)临床表现

1. 呼吸困难。评估呼吸困难程度与活动的关系。

2. 胸痛。持续时间和部位。

3. 晕厥。发作时间和诱因，持续时间，血氧饱和度变化。

4. 疲乏。活动无耐力程度。

5. 咯血。评估咯血的量和患者是否存在窒息的现象。

6. 右心衰竭的表现。下肢水肿，恶心、呕吐往往提示右心衰竭加重。颈静脉怒张，肝大搏动，心包积液，腹腔积液，双下肢水肿。

闻及右心室第三心音奔马律提示右心衰竭严重。

7. 心源性休克征象。血压下降、脉压变小及肢体末端皮温降低。

（三）主要辅助检查

1. 超声心动图。估测肺动脉压力水平。

2. 右心导管检查。肺动脉平均压力、急性药物反应试验结果。

（四）心理状态

肺动脉高压患者由于药物作用和治疗过程漫长,常出现失望、抑郁等情绪。护士应多注意患者的情绪变化。

四、护理要点

（一）评估与监测

重症肺动脉高压患者有潜在急性右心衰竭和心源性休克的危险;患者出现端坐呼吸、手足发冷、血压下降等表现时应立即通知医师。

（二）避免诱发因素

准确记录患者 24 小时出入量,为医师提供利尿治疗依据。应避免单次大量喝水和快速输液,会诱发急性右心衰竭。用力大便、剧烈咳嗽、体位突然改变、情绪激动等会诱发心源性休克。

（三）氧气治疗

遵医嘱给予氧气治疗,观察患者反应。

（四）防止窒息

肺动脉高压晚期,可形成毛细血管瘤,破裂后可致咳血。患者如有大量咯血,可引起窒息而死亡。因此,除备好止血药外,还要注意患者的体位,备好吸引器,防止发生窒息。

（五）防止外伤

重度肺动脉高压时,体动脉压降低,晕厥是其常见的症状之一。护士应嘱咐患者:改变体位时,动作要慢或有专人陪护,以防坠床或摔伤。

（六）用药的观察与护理

1. 地尔硫䓬缓释片（合心爽）。使用合心爽要从小剂量开始，逐渐增加到患者能够耐受的最大剂量。用药期间要密切观察患者的血压、心率及有无头晕等症状。

2. 枸橼酸西地那非（万艾可）。患者会出现头痛、颜面潮红、消化不良和鼻衄等不良反应。

3. 波生坦。观察患者有无下肢水肿，有 5％～10％可引起肝酶升高，注意定期复查肝功能。

4. 万他维。万他维为雾化吸入药物，使用前应教会患者正确的吸入方法，并先用 2 毫升不含药的灭菌注射用水练习。正确的吸入方法：正常呼吸的频率和幅度吸入药物，不应刻意用力而造成患者疲劳。每次雾化吸入时间为 8～12 分钟。初期使用时应注意监测血压。

5. 华法林。应用抗凝药物治疗的患者，要注意观察有无出血倾向，定期测定凝血指标。

（七）活动指导

心功能Ⅰ、Ⅱ级患者不必卧床休息，可以进行运动耐力的锻炼，以不加重病情为限度。运动锻炼最佳方式为慢走，可以通过测量 6 分钟步行距离作为评价运动耐力的指标，进行治疗前后的对比。心功能Ⅲ级及以上患者建议卧床休息。

（八）心理护理

肺动脉高压是一个长期慢性的疾病过程，要帮助患者建立起战胜疾病的信心，以延缓病情的发展，提高患者的生活质量。

五、健康宣教

1. 遵医嘱按时服药，定期随诊。

2. 应用血管扩张药者，要注意测量血压。

3. 教会服用抗凝药者看 INR 值，并定期进行检测。

4. 有晕厥者，活动时要放慢动作，避免摔伤。

5. 心力衰竭患者学会记录出入量，每日测体重。

6. 预防感冒,建议每年接种流感疫苗。患感冒以后要在医生的指导下服用抗感冒药物。

(柳国芳　许庆超　李建华)

第二十节　肺栓塞的护理

一、概述

肺血栓栓塞症(肺栓塞,PE)是内源性或外源性栓子堵塞肺动脉或其分支,引起肺循环障碍的临床和病理生理综合征。常见的栓子为血栓,而且85％血栓来源于下肢深静脉。患者典型的临床表现为呼吸困难、胸痛和晕厥,重症患者可能出现休克或动脉血压过低。慢性肺栓塞表现为肺动脉高压和右心衰竭的症状。

二、治疗原则

依据肺栓塞相关的早期死亡风险可以将急性肺栓塞患者分为高危性、中危性和低危性。临床表现休克或低血压(收缩压小于12千帕或血压降低5.3千帕达15分钟以上)的患者为高危患者,治疗上应立即进行溶栓或血栓清除术。中危患者是指出现右心室功能不全和或心肌损伤的表现,应住院治疗,根据患者情况选择溶栓或抗凝治疗。低危患者没有上述重症表现可以单纯地行抗凝治疗。

溶栓治疗是使用 rt-PA 或尿激酶、链激酶等溶栓药物迅速溶解血栓栓塞造成的血管闭塞,从而改善血流动力学指标。抗凝治疗包括静脉注射的普通肝素、皮下注射低分子肝素和口服华法林。等待确诊的疑似肺栓塞患者就需要进行抗凝治疗。溶栓后的患者也需要接受抗凝治疗以预防再栓塞的发生。抗凝治疗的持续时间要根据患者血栓复查的情况,有些患者是需要终身抗凝的。

三、护理评估

急性肺栓塞患者护理评估的重点在于右心功能不全的表现,

患者出现休克或低血压代表右心受损严重,应马上通知医生处理。接受抗凝和溶栓治疗的患者的出血征象是护士需要评估的重点。

1. 监测生命体征变化,包括体温、心律、呼吸、血压、血氧饱和度的变化。

2. 下肢存在深静脉血栓的患者应注意测量两腿腿围差距以及僵硬度和肿胀情况。

3. 存在右心功能不全的患者应记 24 小时出入量。

4. 监测血气分析、INR 和 D-二聚体结果以及心电图改变。

5. 应用溶栓剂和抗凝血药前后,注意观察患者有无出血倾向,如咯血、牙龈出血、鼻出血、皮下出血点、尿隐血及便隐血。

6. 评估患者出院后是否有定期接受 INR 检查的医疗条件。

四、护理要点

(一)急性肺栓塞的一般护理

1. 做好抢救的准备和配合。患者出现休克或低血压时应立即配合医师做好抢救工作。多巴胺是最常用的正性肌力药,有潜在降低肺循环阻力的作用,使用中应注意穿刺血管的情况。有研究表明,给予重症肺动脉高压的患者改善心功能和微循环的血管活性药物时应首选多巴胺,其次为肾上腺素,而硝普钠的使用常常是有害的。出现呼吸衰竭的患者应准备呼吸机辅助呼吸。抢救用药同时要做好溶栓治疗的准备。

2. 卧床休息。虽然没有证据表明制动对于改善肺栓塞患者的临床结果有意义,但是对于存在下肢深静脉血栓的患者应防止因活动促使静脉血栓脱落发生再次肺栓塞的可能。避免瓦尔萨尔瓦(Valsalva)屏气的动作,如用力大便、剧烈咳嗽、抬举重物。这些动作会造成胸腹腔压力骤升骤降,形成静脉压差,使栓子向中心移动,加重肺栓塞。患者外出检查应尽量使用平车接送,询问医师允许后也可使用轮椅。

3. 止痛。部分急性肺栓塞,特别是肺梗死的患者存在轻重不同的胸痛症状。对于胸痛程度轻的患者,因其能够耐受,可不处理;但对胸痛较重、影响呼吸的患者,应给予镇痛处理,以免剧烈胸痛影响患者的呼吸运动。一般采用非甾体类抗炎药如阿司匹林、布洛芬。

4. 吸氧。低氧会引起肺动脉收缩,加重缺氧,形成恶性循环,所以应给予患者积极的氧气治疗,使血氧饱和度维持在 90% 以上。可以采用鼻导管或面罩的方式,注意氧气的湿化。

5. 观察用药反应。特别是应用溶栓药和抗凝药后,注意观察患者有无出血倾向,如咯血、牙龈出血、鼻出血、皮下出血点、尿隐血及便隐血。

(二)急性肺栓塞溶栓治疗的护理

1. 溶栓前的护理。

(1)将患者安置在安静、舒适、便于医务人员工作的房间,并备好一切急救物品及仪器,如抢救车、止血药、除颤器。

(2)在治疗开始之前,医生会对患者进行全面细致的检查,以发现增加出血危险性的因素。详细询问病史、体格检查以发现颅内病变和胃肠道出血。完善各项实验室检查。护士评估患者全身皮肤黏膜情况,对近期穿刺部位瘀斑做好标记,以便溶栓后对比。

(3)建立静脉通道,最好选择较粗、易固定的静脉留置套管针,便于取血及给药。

(4)治疗前测量血压、心率、呼吸次数,描记全套 18 导联心电图后,给予心电监测。

(5)注重心理护理,急性肺栓塞患者几乎全部有不同程度的恐惧和焦虑,护士在评估后,根据每个患者的不同情况,给予恰当的心理护理,解除患者的心理负担,使其能很好地配合治疗,以达到预期的治疗效果。

2. 溶栓过程中的护理配合。

(1)遵医嘱配制溶栓药物:rt-PA 需将药液与粉剂混合后使用,注意避免浪费。一般采用微量泵泵入药物,rt-PA 50 毫克共 2 小时泵入。

(2)溶栓过程中近期动、静脉取血穿刺处应给予压迫,避免出血。

(3)持续心电监护,每30分钟测量生命体征并记录。

(4)观察有无出血征象,如牙龈、鼻腔、穿刺处瘀斑。患者出现神志变化应警惕颅内出血。

(5)观察有无再栓塞的症状,如胸痛、咳嗽、咯血、气短加重。

(6)注意倾听患者主诉,及时发现病情变化。

3. 溶栓治疗后的护理。

(1)溶栓效果评价:随着溶栓药物的应用,血栓的逐渐溶解,肺动脉的再通,患者临床上自觉症状减轻,最明显的是喘憋、气短明显好转,心率减慢,血压升高,呼吸频率减慢,血氧饱和度增高。

(2)溶栓结束后可以停止按压穿刺部位,但仍需观察有无出血情况。第2日留取大小便标本检查隐血。

(3)遵医嘱抗凝治疗:溶栓后4小时测量APTT,如在基础值的1.5～2倍就可以开始皮下注射低分子肝素。不合格者2小时后再次测量直至达标。第2日开始口服华法林治疗,华法林和低分子肝素合用5日后停用低分子肝素。华法林的用量需根据INR进行调整,维持在2～3为达标。

(4)卧床时间:在INR达标之前,患者仍需卧床休息,但不强调绝对制动,可以做床上活动。患者卧床期间注意做好皮肤护理,保持床单位整洁。

(5)合理营养:饮食以清淡、易消化、富含维生素为宜。

(6)保持大便通畅:急性肺栓塞一般发病急,很多患者对床上大便不习惯,加之卧床时间长,便秘较为常见。便秘可使腹压增加,造成深静脉血栓的脱落。所以,在卧床期间要保持大便通畅,除吃富含纤维素的食物外,必要时可给予缓泻剂或甘油灌肠。

五、健康宣教

1. 定期随诊,按时服药。

2.自我观察出血现象:鼻出血不止、皮肤黏膜瘀斑、大小便颜色异常、月经不止、牙龈出血等。

3.出现呼吸困难、胸痛、晕厥、下肢肿胀及时就医。

4.出院后要按照医嘱定期复查抗凝指标,学会看抗凝指标化验单。

5.平时生活中注意下肢的活动,避免下肢深静脉血液滞留,血栓复发。有下肢静脉曲张和深静脉血栓形成的患者建议穿弹力袜。

(张文燕　冯　英　王艳姣)

第五章 消化系统疾病护理

第一节　上消化道出血

消化道以屈氏韧带为界,其上的消化道出血称为上消化道出血,其下的消化道出血称为下消化道出血。消化道急性大量出血,临床表现为呕血、黑粪、血粪等,并伴有血容量减少引起的急性周围循环障碍,是临床常见急症。若病情严重,可危及生命。上消化道出血常表现为急性大量出血,是临床常见急症。虽然近年诊断及治疗水平已有很大提高,但在高龄、有严重伴随病患者中病死率仍相当高,临床应予高度重视。

一、常见病因

1. 上消化道疾病。

2. 门静脉高压引起的食管-胃底静脉曲张破裂或门静脉高压性胃病。

3. 上消化道邻近器官或组织的疾病。

4. 全身性疾病(如血管性疾病、过敏性紫癜、血液病)。

二、临床表现

上消化道出血的临床表现,主要取决于出血量及出血速度。

(一)呕血与黑粪

呕血与黑粪是上消化道出血的特征性表现。上消化道大量出血之后,均有黑粪。出血部位在幽门以上者常伴有呕血。若出血量较少,速度慢亦可无呕血。反之,幽门以下出血如出血量大、速度快,可因血反流入胃腔引起恶心、呕吐而表现为呕血。呕血多为棕褐色呈咖啡渣样,如出血量大,未经胃酸充分混合即呕出,则为鲜红或有血块。黑粪呈柏油样,黏稠而发亮,当出血量大,血液在肠内推进快,粪便可呈暗红甚至鲜红色。

(二)失血性周围循环衰竭

急性大量失血是指由循环血容量迅速减少而导致周围循环衰竭。一般表现为头晕、心悸、乏力,突然起立发生晕厥、肢体冷感、心率加快、血压偏低等,严重者呈休克状态。

(三)贫血和血常规变化

急性大量出血后均有失血性贫血,但在出血的早期,血红蛋白浓度、红细胞计数与血细胞比容可无明显变化。急性出血患者为正细胞正色素性贫血;在出血后骨髓有明显代偿性增生,可暂时出现大细胞性贫血,慢性失血则呈小细胞低色素性贫血。出血 24 小时内网织红细胞即见增高,出血停止后逐渐降至正常。上消化道大量出血 2～5 小时,白细胞计数轻至中度升高,血止后 2～3 日才恢复正常。但对于肝硬化患者,如同时有脾功能亢进,则白细胞计数可不增高。

(四)发热

上消化道大量出血后,多数患者在 24 小时内出现低热,持续3～5 日后降至正常。引起发热的原因尚不清楚,可能与周围循环衰竭,导致体温调节中枢的功能障碍等因素有关。

(五)氮质血症

在上消化道大量出血后,由于大量血液蛋白质的消化产物在肠道被吸收,血中尿素氮浓度可暂时增高,称为肠源性氮质血症。一般于一次出血后数小时血尿素氮开始上升,24～48 小时可达高峰,大多不超出 14 毫摩尔/升(40 毫米/分升),3～4 日及以后降至正常。

三、辅助检查

1. 实验室检查:测定红细胞、白细胞和血小板计数,血红蛋白浓度,血细胞比容,肝功能,肾功能,粪隐血等。

2. 内镜检查是上消化道出血病因诊断的首选检查方法,出血后 24～48 小时行急诊内镜检查,可以直接观察出血部位,明确出血病因,同时对出血灶进行止血治疗。

3. X 线钡剂造影检查对明确病因亦有价值。主要适用于不宜或不愿意行内镜检查者,或胃镜检查未能发现病因,需排除十二指肠降段以下的小肠段有无出血病灶者。一般主张在出血停止且病情基本稳定数日后进行检查。

4. 其他:放射性核素扫描或选择动脉造影,如腹腔动脉、肠系膜上动脉造影帮助确定出血部位,适用于内镜及 X 线钡剂造影未能确诊而又反复出血者。

四、治疗原则

上消化道出血为临床急症,应采取积极措施进行抢救,迅速补充血容量,纠正水电解质失衡,预防和治疗失血性休克,给予止血治疗,同时积极进行病因诊断和治疗。

(一)补充血容量

立即配血,等待配血时输入平衡液或葡萄糖盐水,右旋糖酐或其他血浆代用品,尽早输入全血,以尽快恢复和维持血容量及改善急性失血性周围循环衰竭,输液量可根据估计的失血量来确定。

(二)止血

1. 非曲张静脉上消化道出血的止血措施:该类出血是指除了食管-胃底静脉曲张破裂出血之外的其他原因所致的上消化道出血,病因中以消化性溃疡最常见。

(1)抑制胃酸分泌药:临床上常用 H_2 受体拮抗药或质子泵阻滞药,以提高和保持胃内较高的 pH,有利于血小板聚集及血浆凝血功能所诱导的止血过程。常用药物有西咪替丁、雷尼替丁、法莫替丁、奥美拉唑。

(2)内镜下直视止血:消化性溃疡出血约 80% 不经特殊处理可自行止血。内镜止血适合于有活动性出血或暴露血管的溃疡。治疗方法包括激光光凝、高频电凝、微波、热探头止血、血管夹钳夹、局部药物喷洒和局部药物注射。临床上应用注射疗法较多,使用的药物有 1/10 000 肾上腺素或硬化剂等。

（3）手术治疗。

（4）介入治疗：少数不能进行内镜止血或手术治疗的严重大出血患者，可经选择性肠系膜动脉造影寻找出血的病灶，给予血管栓塞治疗。

2. 食管-胃底静脉曲张破裂出血的止血措施：本病往往出血量大，出血速度快，再出血率和病死率高。

（1）药物止血：血管加压素为常用药物。其作用机制是使内脏血管收缩，从而减少门静脉血流量，降低门静脉及其侧支循环的压力，以控制食管-胃底曲张静脉的出血。生长抑素类能明显减少内脏的血流量。研究表明，奇静脉血流量明显减少，而奇静脉血流量是食管静脉血流量的标志。

（2）双（三）囊三（四）腔管压迫止血：该管的两个气囊分别为胃囊和食管囊，三囊即多了一个固定囊（水囊），三腔管的三个腔分别通往两个气囊和患者的胃腔，四腔管多了一条在食管囊上方开口的管腔，用以抽吸食管内积蓄的分泌物或血液。用气囊压迫食管-胃底曲张静脉，其止血效果值得肯定，但患者痛苦，并发症多，早期再出血概率高，故不作为首选止血措施，宜在药物不能控制止血时暂时使用。

（3）内镜直视下止血：在用药物治疗和气囊压迫基本控制出血、病情基本稳定后，进行急诊内镜和止血治疗。常用方法：①硬化剂注射止血术：局部静脉内外注射硬化剂，使曲张的食管静脉形成血栓，可消除曲张静脉并预防新的曲张静脉形成，硬化剂可选用无水乙醇、鱼肝油酸钠、乙氧硬化醇等。②食管曲张静脉套扎术：用橡皮圈结扎出血或曲张的静脉，使血管闭合。③组织黏合剂注射法：局部注射组织黏合剂，使出血的曲张静脉闭塞。这些方法多能达到止血目的，可有效防止早期再出血，是目前治疗本病的重要止血手段；亦可作为预防性治疗，预防曲张的食管胃底静脉破裂出血。本治疗的并发症主要有局部溃疡、出血、穿孔、瘢痕狭窄、术后感染等。

(4)手术治疗:食管-胃底静脉曲张破裂大量出血内科治疗无效时,应考虑外科手术或经颈静脉肝内门体静脉分流术。

五、护理

(一)护理评估

1. 评估患者的一般身体状况和意识状态。

2. 评估是否为上消化道出血:口、鼻腔、咽喉等部位出血及咯血也可从口腔吐出,或吞咽后再呕出,或经胃肠道后以黑粪排出,均不属于上消化道出血。此外,进食大量动物血、肝,服用铁剂、铋剂、碳粉或中药可使粪便发黑,但一般无光泽,隐血试验为阴性。

3. 评估出血量:呕血与黑粪的持续时间、次数、量、颜色及性质变化可作为出血量的参考。一般粪便隐血试验阳性者提示每日出血量＞5毫升,出现黑粪提示出血量为50～70毫升,呕血提示胃内积血量达250～300毫升。由于呕血及黑粪常混有呕吐物与粪便,故难以估计失血量。临床上常根据全身反应估计出血量,如表5-1所示。

表5-1 出血量估计表

项目	轻度	中度	重度
症状	皮肤苍白、头晕	眩晕、口干、发冷	烦躁不安、出冷汗、四肢厥冷、意识模糊、呼吸深快
血压	正常	下降	显著下降
脉搏(次/分)	正常或稍快	100～110	＞120
尿量	减少	明显减少	尿少或尿闭
出血量(毫升)	＜500	800～1 000	＞1 500
占全身血总量(%)	10～15	20	30

4. 评估出血部位:一般而论,幽门以上部位出血多兼有呕血与黑粪,幽门以下出血常引起黑粪。但与出血量的多少及出血速度有关,出血量小或出血速度缓慢的幽门以上的部位出血可仅有黑粪;出血量大、出血速度快的幽门以下部位出血可因血液反流入胃,同时出现呕血与黑粪。

5. 评估出血是否停止:观察中出现下列迹象,提示有活动性出血或再次出血。

(1)反复呕血,甚至呕吐物由咖啡色转为鲜红色。

(2)黑粪次数增多且粪质稀薄,色泽转为暗红色,伴肠鸣音亢进。

(3)周围循环衰竭的表现经补液、输血而未改善,或好转后又恶化,血压波动,CVP 不稳定。

(4)血红蛋白、红细胞计数及血细胞比容测定不断下降,网织红细胞计数持续增高。

(5)在补液足够、尿量正常的情况下,血尿素氮持续或再次增高。

(6)门静脉高压的患者原有脾大,在出血后暂时缩小,如不见脾恢复肿大亦提示出血未止。

(二)护理要点及措施

1. 体位与保持呼吸道通畅:大出血时患者取平卧位并将下肢略抬高,以保证脑部供血。呕吐时头偏一侧,防止窒息及误吸;必要时用负压吸引器清除气道内的分泌物、血液或呕吐物,保持呼吸道通畅。

2. 治疗护理:立即建立多条静脉通道,配合医师迅速、准确地实施输血、输液、止血治疗及用药等抢救措施,并观察治疗效果及不良反应。输液开始宜快,必要时测定 CVP 作为调整输液量和速度的依据。避免因输液、输血过多、过快而引起的急性肺水肿,对老年患者和心肺功能不全者尤应注意。肝病患者忌用吗啡、巴比妥类药物;因库存血含氨量高,易诱发肝性脑病,故宜输新鲜血液。

3. 病情监测。

(1)监测指标。①生命体征:有无心率加快、心律失常、脉搏细弱、血压降低、脉压变小、呼吸困难、体温不升或发热,必要时进行心电监护。②精神和意识状态:有无精神疲倦、烦躁不安、嗜睡、表情淡漠、意识不清甚至昏迷。③皮肤和甲床色泽,肢体温暖或是湿冷,周围静脉特别是颈静脉充盈情况。④准确记录出入量,疑有休克时留置导尿管,测每小时尿量,应保持每小时尿量>30毫升。⑤观察呕吐物和粪便的性质、颜色及量。⑥定期复查红细胞计数、血细胞比容、血红蛋白、网织红细胞计数、血尿素氮、粪隐血,以了解贫血程度、出血是否停止。⑦监测血清电解质和血气分析的变化:急性大出血时,经由呕吐物及鼻胃管抽吸和腹泻,可丢失大量水分和电解质,应注意维持水、电解质、酸碱平衡。

(2)周围循环状况的观察。周围循环衰竭的临床表现对估计出血量有重要价值,关键是动态观察患者的心率、血压。

4. 双(三)囊三(四)腔管的应用与护理。熟练操作和插管后密切观察及细致护理是达到预期止血效果的关键。插管前仔细检查,确保食道引流管、胃管、食道囊管、胃囊管通畅并分别做好标记,检查两气囊无漏气后抽尽囊内气体,备用。协助医师为患者做鼻腔、咽喉部局部麻醉,经鼻腔或口腔插管至胃内。插管至65厘米时抽取胃液,检查管段确在胃内,并抽出胃内积血,先向固定(水)囊注入60毫升灭菌注射用水,再向胃囊注气150~200毫升,至囊内压约6.67千帕封闭管口,缓慢向外牵引管道,使胃囊压迫胃底部曲张静脉。如单用胃囊压迫已止血,则食管囊不必充气。如未能止血,继续向食管囊注气约100毫升至囊内压为5.3千帕并封闭管口,使气囊压迫食管下段的曲张静脉。管外端以绷带连接0.5千克沙袋,经牵引架作持续牵引。将食管引流管、胃管连接负压吸引器或定时抽吸,观察出血是否停止。

置管期间应注意:①严密观察生命体征,记录引流液的性质、颜色、量及粪便情况,以判断有无继续出血情况,并注意观察双

(三)囊三(四)腔管有无移位。如有移位,应立即放松牵引并放气,重新调整位置。②胃囊注气量必须足够,使胃囊充分膨胀,防止牵引三腔管时因胃囊下滑过贲门进入食管压迫气管造成窒息。若发生窒息,应立即拔除三腔管。③食管囊注气量不能过大,以免引起呼吸困难或食管黏膜坏死。④每隔 $12\sim24$ 小时给予放松牵引或放气 1 次,以免发生压迫性溃疡,每次放气时间为 30 分钟。⑤每 4 小时测气囊压力 1 次并抽胃液,每次测压后应立即补气 5 毫升,如气囊压力低,注气后仍不升,提示气囊已破,需重新更换。⑥双(三)囊三(四)腔管压迫期一般为 72 小时,若出血不止可适当延长时间。⑦拔管前口服液状石蜡 30 毫升并抽尽气体,以免损伤黏膜。

5. 饮食护理:活动出血时应禁食;止血停止 $1\sim2$ 日渐进高热量、高维生素流食,限制钠和蛋白质的摄入,避免粗糙、坚硬、刺激性食物,且应细嚼慢咽,防止损伤曲张静脉而再次出血。

6. 安全护理:轻症患者可起身稍事活动,可上厕所大小便。但应注意有活动性出血时,患者常因有便意而频繁上厕所。如患者在排便或起身时晕厥,应让患者在床上排泄,并加双侧床档给予保护。

7. 心理护理:出血时患者往往有紧张、恐慌情绪,护士应严密观察患者的心理反应,向患者耐心解释安静休息有利于止血,关心、安慰患者。抢救工作应迅速而不忙乱,以减轻患者的紧张情绪。经常巡视,大出血时陪伴患者,使其有安全感。

(三)健康教育

1. 针对原发病的指导。引起消化道出血的病因有很多,应帮助患者及其家属掌握自我护理的有关知识,减少再度出血的危险。

2. 注意饮食卫生和饮食的规律,进食营养丰富、易消化的食物;避免过饥或暴饮、暴食;避免粗糙、刺激性食物或过冷、过热、产气多的食物、饮料;应戒烟、酒。

3. 保持生活有规律,劳逸结合,保持乐观情绪,保证身心休息。

4. 在医生指导下用药,以免用药不当。

5. 当出现恶心、出虚汗、头晕、心悸、黑粪等出血先兆表现时,应立即平卧休息,保持安静,减少身体活动;呕吐时取侧卧位以免误吸,并立即送往医院治疗。慢性病者须定期门诊随访。

(柳国芳　薛泰霖　张　倩　卢永霞)

第二节　肝性脑病

肝性脑病是严重肝病引起的、以代谢紊乱为基础的中枢神经系统功能失调的综合病症,其主要临床表现是意识障碍、行为失常和昏迷。该病发生机制尚不明确。氨学说、假性神经递质学说、γ-氨基丁酸等神经化学机制是其发病假说。

一、病因与发病机制

(一)病因

大部分肝性脑病可由各型肝硬化(病毒性肝炎肝硬化最多见)引起,也可由为改善门静脉高压的门体分流手术引起,包括经颈静脉肝内门体分流术。如果连轻微肝性脑病也计算在内,则肝硬化发生肝性脑病者可达70%。小部分肝性脑病见于重症病毒性肝炎、中毒性肝炎和药物性肝性脑病的急性或暴发性肝衰竭阶段。更少见的病因有原发性肝癌、妊娠期急性脂肪肝、严重胆道感染等。

肝性脑病特别是门体分流性脑病常有明显的诱因,常见的有上消化道出血、大量排钾利尿、放腹水、高蛋白饮食、催眠镇静药、麻醉药、便秘、尿毒症、外科手术、感染等。

(二)发病机制

肝性脑病的发病机制迄今尚未完全明确。一般认为本病的病理生理基础是由肝细胞功能衰竭和门-腔静脉之间有手术造成或自然形成的侧支循环,使来自肠道的许多毒性代谢产物未被肝解毒和清除,便经侧支进入体循环,透过血-脑屏障而至脑部,引起大脑功能紊乱。

二、临床表现

肝性脑病发生在严重肝病和(或)广泛门体分流的基础上,临床上主要表现为高级神经中枢功能紊乱(如性格改变、智力下降、行为失常、意识障碍)以及运动和反射异常(如扑翼样震颤、肌阵挛、反射亢进和病理反射)。根据意识障碍程度、神经系统体征和脑电图改变,可将肝性脑病的临床过程分为以下四期。

1. 一期(前驱期):焦虑、欣快激动、淡漠、睡眠倒错、健忘等轻度精神异常,可有扑翼样震颤。此期临床表现不明显,易被忽略。

2. 二期(昏迷前期):嗜睡、行为异常(如衣冠不整或随地大小便)、言语不清、书写障碍及定向力障碍。有腱反射亢进,肌张力增高、踝阵挛及巴宾斯基(Babinski)征阳性等神经体征,有扑翼样震颤。

3. 三期(昏睡期):昏睡,但可唤醒,各种神经体征持续或加重,有扑翼样震颤,肌张力高,腱反射亢进,锥体束征常阳性。

4. 四期(昏迷期):昏迷,不能唤醒。由于患者不能合作,扑翼样震颤无法引出。浅昏迷时,腱反射和肌张力仍亢进;深昏迷时,各种反射消失,肌张力降低。

三、辅助检查

1. 血氨:慢性肝性脑病尤其是门体分流性脑病患者多伴有血氨升高,但急性肝性脑病患者血氨可以正常。

2. 脑电图:脑电图是大脑细胞活动时所发出的电活动,正常人的脑电图呈 a 波,每秒 8～13 次。肝性脑病患者的脑电图表现为节律变慢。

3. 诱发电位:大脑皮质或皮质下层接收到由各种感觉器官受刺激的信息后所产生的电位。其有别于脑电图所记录的大脑自发性电活动,可用于轻微肝性脑病的诊断和研究。

4. 心理智能测验:适用于肝性脑病的诊断和轻微肝性脑病的筛选。

5. 影像学检查:急性肝性脑病患者行头部 CT 或 MRI 检查可发现脑水肿。

6. 临界视觉闪烁频率:可辅助诊断肝性脑病(HE),用于检测轻微肝性脑病。

四、治疗原则

除去 HE 发作的诱因,保护肝脏功能免受进一步损伤,治疗氨中毒及调节神经递质是治疗肝性脑病的主要措施。

(一)及早识别及去除 HE 发作的诱因

1. 慎用镇静药及损伤肝功能的药物:镇静、催眠、镇痛药及麻醉剂可诱发肝性脑病,在肝硬化特别是有严重肝功能减退时应尽量避免使用。

2. 纠正电解质和酸碱平衡紊乱:低钾性碱中毒是肝硬化患者在进食量减少、利尿过度及大量排放腹水后的内环境紊乱,是诱发或加重肝性脑病的常见原因之一。因此,应重视患者的营养支持,利尿药的剂量不宜过大,大量排放腹水时应静脉输入足量的白蛋白以维持有效血容量和防止电解质紊乱。

3. 止血和清除肠道积血:上消化道出血是肝性脑病的重要诱因之一。清除肠道积血可采取以下措施:乳果糖、乳梨醇或 25% 硫酸镁口服或鼻饲导泻,生理盐水或弱酸液(如稀醋酸溶液)清洁灌肠。

4. 预防和控制感染:失代偿期肝硬化患者容易合并感染,特别是对肝硬化大量腹水或合并曲张静脉出血者应高度警惕,必要时给予抗生素预防性治疗。一旦发现感染应积极控制感染,选用对肝损害小的广谱抗生素静脉给药。

5. 注意防治便秘:便秘使肠内毒物吸收增加。门体分流对蛋白不耐受者应避免大量蛋白质饮食。警惕低血糖并及时纠正。

(二)减少肠内氨源性毒物的生成与吸收

1. 饮食:开始数日内禁食蛋白质。食物以糖类为主,每日供给足量的热量和维生素。

2. 灌肠或导泻:清除肠内积食、积血或其他含氮物。可用生理盐水或弱酸性溶液灌肠,或口服硫酸镁导泻。

3. 抑制肠道细菌生长:遵医嘱口服新霉素或甲硝唑,也可口服利福昔明。

(三)促进有毒物质的代谢清除

例如,应用降氨药物、GABA/BZ复合受体拮抗药。

(四)对症治疗

纠正水电解质和酸碱失衡,每日入液总量不超过2 500毫升为宜,肝硬化腹水患者一般以尿量加1 000毫升为标准控制入液量,以免因血液稀释、血钠过低而加重昏迷;注意纠正低钾和碱中毒,及时补充氯化钾或静脉滴注精氨酸溶液。保护脑细胞功能,可用冰帽降低颅内温度。保持呼吸道通畅,深昏迷者,应做气管切开排痰给氧。防止脑水肿,静脉滴注高渗葡萄糖、甘露醇等脱水药。

(五)其他治疗

对于门体分流性难治性肝性脑病,可采用介入方法用钢圈或气囊栓塞有关的门静脉系统减少分流或肝移植。

五、肝性脑病患者的护理

(一)护理目标

1. 维护患者生命体征稳定。

2. 维护患者安全。

3. 维持适当营养,保持体液和电解质平衡。

4. 预防并发症。

5. 促进患者感知恢复,促进心理康复。

6. 提高患者自护能力,提高生命质量。

7. 帮助患者获得家庭照顾和支持。

(二)护理措施

1. 维护患者安全:肝性脑病前驱期症状有行为异常和轻度性格改变。行为反常表现为睡眠节律改变、昼夜颠倒、定向力下降、走错病房、随地便溺、打和(或)骂人、衣冠不整等;性格改变表现为萎靡不振、神情恍惚、表情淡漠、烦躁不安、暴躁、语无伦次、口齿不清等。据患者发病先兆或潜在因素采取预防性护理措施,消除诱因和潜在危险因素,降低肝性脑病的发病率和病死率。

(1)全面评价患者情况,包括职业、文化程度、入院方式、性格、生活状况,了解心理学测验和(或)电生理检测简易智力状态检查的结果。

(2)观察前驱症状,观察患者精神状态、行为特征,有无性格改变和睡眠倒错。定时巡视病房,特别是夜间。当患者出现症状时,护士用交谈和提问简单问题的方式了解患者的定向力、计算力等,如询问其姓名、年龄、时间、所处位置,让患者简单计数及加减运算,均可了解患者的精神、意识状态。如果患者在回答时反应迟钝或出现错误,应报告医生,迅速采取治疗措施,防止病情进展。

(3)制订安全防护措施,根据以上观察和评价进行有针对性和预见性的护理。部分早期肝性脑病患者可出现自伤或伤害他人行为,护士除加强巡视外,还应去除病房内不安全因素,如水果刀、热水瓶、玻璃杯、剪刀,及时与患者家属联系,告知病情,请家属陪护或派专人护理,以免发生意外。对兴奋、躁动不安的患者,应先取出活动义齿,避免脱落误吸。患者狂躁时,护士应以尊重和蔼态度对待,不能训斥、伤害患者。必要时加床栏或使用约束带。

2. 密切观察病情变化:持续监护心电、血压、呼吸、血氧饱和度等,发现任何生命体征的恶化应及时通知医生。有意识行为状态的变化要重视并报告医生。

3. 保持呼吸道通畅:对神志不清的患者要防止误吸、窒息和吸入性肺炎,维持头偏向一侧的体位。必要时给予患者氧气吸入,备好吸引器,分泌物多时应及时吸出。

4. 建立有效的静脉通道:选择体表大静脉如桡静脉、肘窝静脉、大隐静脉建立静脉通道,或锁骨下静脉、颈内静脉或股静脉等处行中心静脉置管,不仅可以输液、输血,还可监测 CVP。静脉置管后连接三通接头,可同时进行多路输液或输血,适用于上消化道大失血需迅速扩充血容量患者。经锁骨下静脉快速输血、输液时,注意防止液体滴空导致气栓。经外周静脉导入的中心静脉置管不能用来输血和蛋白。

5. 准确记录出入量,保持体液、电解质平衡:重症患者留置导尿,记录所有可以测量的入量和出量。长期应用利尿剂、大量腹水患者,应定时称体重,测量腹围,保持每日体重下降≤500 克。注意电解质化验结果以及单位时间内出入量的平衡情况。

6. 脑水肿的护理:早期脑水肿如抢救不及时,可演变成脑疝而导致死亡。病房环境要安静,减少刺激。头抬高 30°～45°,降低颅内静水压。护理人员可通过密切观察患者的定向力,对语言和物理刺激的反应,及早对其意识改变做出判断。监测患者的生命体征和瞳孔的变化,血压升高、脉搏有力但缓慢可能是颅内高压危象的征兆,出现头痛、频繁剧烈的喷射状呕吐、烦躁等脑疝前驱症状应及时报告医生,采取有效抢救措施。脑水肿者应严格限制入液量,保持呼吸道通畅,吸氧,对高热者行物理降温,并及时使用脱水剂。应用脱水剂时注意血容量一过性升高可能诱发心力衰竭、肺水肿。必要时使用冰帽,降低颅内温度,减少耗氧量,保护脑细胞功能。

7. 消化道出血:常诱发或加重肝性脑病。发现出血先兆,如患者有胃部灼热感、恶心等症状,则提示有上消化道出血的可能,应尽早做好抢救准备工作。专人护理,稳定患者情绪,使患者静卧,头部抬高并转向一侧。密切观察患者的意识、血压、心率,有无面色苍白、冷汗、虚脱、呕血、黑粪或血便等症状。出现大呕血时,立即协助患者迅速将口腔及呼吸道的血块吸出,防止窒息,吸氧,建立有效静脉通道。大呕血发生后绝对卧床、禁食,输新鲜血液,静脉补液,给予止血药物,用弱酸液灌肠使肠内 pH 保持于 5～6,清除肠道积血。忌用碱性溶液导泻,保持每日大便 2～3 次。

8. 预防感染:继发感染是肝性脑病的重要诱因,积极防治感染是降低死亡率的关键措施之一。重型肝炎、肝硬化患者免疫功能低下,对细菌和毒素的清除能力下降,极易并发呼吸道、肠道等部位感染。

(1)护理人员应严格执行消毒隔离制度,病房定期消毒,隔日空气消毒,每日用 1∶2 000 的消毒液擦拭地面、室内家具等。

(2)监测体温变化,避免交叉感染。帮助患者至少每隔 2 小时翻身 1 次,定时深呼吸和咳嗽,预防呼吸道感染;加强口腔护理,每日用生理盐水棉球清洗口腔 3～4 次,保持口腔清洁,预防口腔感染;静脉穿刺、置管、抽液等要严格执行无菌操作。

9. 休息和营养。

(1)休息。重症患者应绝对卧床休息。卧床休息降低肝细胞耗氧,增进肝脏血流量,有利于肝细胞修复。

(2)饮食护理。对患者及其家属讲解饮食中蛋白质摄入与肝性脑病的关系,限制蛋白质摄入是治疗肝性脑病措施之一。肝性脑病早期限制蛋白质在每日 30 克以下。昏迷期间禁止蛋白质摄入,神志清醒后可逐渐增加,隔日增加 10 克,直至每日 40～60 克。蛋白质应以植物蛋白为主,因其含支链氨基酸和非吸收性纤维较多,被肠菌酵解产酸利于氨的排除,减少氨的吸收。由于患者免疫功能低下,胃肠功能虚弱,饮食不当极易出现胃肠功能紊乱,引起水、电解质失衡。选择患者喜欢的食物种类和烹调方法,少食多餐,进高热量的糖类,富含维生素、低脂肪、少渣、易消化的食物;应给予腹水患者无钠或低钠饮食,每日摄钠量应<250 毫克,无钠、水潴留者的摄钠量每日应<3～5 克,饮水量小于 1 000 毫升,禁酒精类饮料。了解患者的进食情况,对于院外食物,护士应检查其是否符合患者病情所需。

10. 促进患者感知恢复:通过音乐、轻声叫患者的名字或讲解正在进行的护理操作(即使患者不一定有反应)等声音刺激、图画以及亲朋好友的探视等,训练患者的定向力、智力。每日根据患者的病情进行被动和主动肢体功能锻炼。

11. 预防皮肤受损:肝性脑病患者由于躁动不安或意识障碍,常造成局部皮肤擦伤或压疮。

(1)密切观察患者的全身皮肤情况,随时保持床单整洁、平整、无碎屑,及时更换被污染的床单。使用气垫床,每1～2小时翻身1次,防止压疮发生。

(2)严重黄疸时会出现皮肤瘙痒,指导清醒患者洗澡,保持身体清洁。患者应穿着质料柔软、透气、吸汗的衣服。当患者瘙痒严重时,应报告医生,使用局部冷敷、薄荷油涂擦的方法,减轻患者的不适。入院即给患者剪短手指(趾)甲并磨平,防止患者抓破自己的皮肤。指导患者瘙痒时用手背或手掌轻擦或轻拍痒处。

(3)采取措施防止患者坠床,要避免因固定不当造成皮肤损伤。

12. 保持情绪稳定:促进患者心理健康,提供情感照顾,使患者保持稳定情绪。

(1)避免精神紧张与不良刺激,以免加重中枢神经系统功能失调。慢性肝病患者由于病情重、病程长、易反复、并发症多、医疗费用高、预后差等原因,常有烦躁、焦虑、紧张、抑郁、悲观等心理问题,对疾病失去信心甚至不配合治疗。护士应针对不同的心理问题,及时给予耐心的解释和劝导,帮助和理解患者,建立信任的护患关系。日常护理操作时,尽量减轻患者的痛苦。向患者列举以往治疗成功的病例,提供患者之间的交流平台,发挥角色榜样作用,增强患者战胜疾病的信心,增加对治疗的依从性。

(2)若患者焦虑不安或无法安静卧床休息时,应指导患者松弛技巧,避免使用具有肝脏毒性的巴比妥类和精神安定剂。

13. 健康指导:提高患者自护能力,从而提高患者的生活质量,减少并发症。

（1）讲解肝性脑病的有关知识，如病因、发病机制及诱因，说明疾病的康复需要较长的过程。

（2）指导患者保持良好心态，认识通过自我护理可稳定或延缓疾病的发展，随时指导患者自己完成简单的护理。

（3）指导患者建立健康的生活方式，养成良好的生活习惯，避免各种诱因，根据病情遵医嘱合理饮食，保持大便通畅，不滥用损害肝脏的药物，避免各种感染，戒烟、酒等。注意季节变化，随时增减衣服，防止感冒。出院时帮助患者制订渐进的活动计划。

（4）指导和强调坚持用药，介绍服用药物的作用、不良反应、服用方法、剂量，出现不良反应如何应对。

（5）指导患者观察病情，出现乏力、纳差、尿黄加重或呕血、黑粪等，应立即就诊。告知患者出院后须定期复诊，随时复诊的指征及联系电话。

14. 家庭关照：帮助患者获得家庭照顾。家庭支持是患者最重要的社会支持系统。由于肝性脑病患者大多有慢性肝病史，生活需人照顾，家庭成员长期负担重，一旦照顾任务再加重，家庭成员可能出现照顾角色困难。

（1）护士应以理解和同情的态度与照顾者进行交流，评估照顾者的困难和应对能力，如医学知识、文化程度、年龄、体力，并给照顾者提供各种社会支持。肯定照顾者对患者疾病转归所起的重要作用，鼓励其给予患者长期精神支持和生活照顾。

（2）通过讲座、个别床边指导、书面资料、提供获取信息的路径等方式给照顾者提供多种帮助。明确指导照顾者如何为患者提供合理饮食、舒适体位，如何保证安全、用药知识，给患者提供精神安慰等。协助照顾者制订照顾计划。

（3）指导照顾者学会观察患者的病情，特别是性格、行为变化，及时就医，防止病情恶化。

（柳国芳　隋嫚娜　杨　华　李春艳）

第三节 原发性肝癌

原发性肝癌是指由肝细胞或肝内胆管上皮细胞发生的恶性肿瘤。原发性肝癌是我国常见的恶性肿瘤之一,其病死率在消化系统恶性肿瘤中居第三位,仅次于胃癌和食管癌。近年来,其发病率有上升趋势,全世界每年平均约有 25 万人死于肝癌,而我国占其中的 45%。本病多见于中年男性,男女比例为(2～5):1。

一、常见病因

原发性肝癌的病因尚未完全明确,根据高发区流行病学调查,可能与下列因素有关。

1. 病毒性肝炎。

2. 肝硬化。

3. 黄曲霉毒素。

4. 饮用水污染。

5. 遗传因素。

6. 其他。一些化学物质如亚硝胺类、偶氮芥类、有机磷农药、乙醇均为可疑的致癌物质。肝小胆管中的华支睾吸虫感染可刺激胆管上皮增生,是导致原发性胆管细胞癌的原因之一。

二、临床表现

(一)症状

1. **肝区疼痛**:肝癌最常见的症状,半数以上患者有肝区疼痛,多呈持续性胀痛或钝痛。如病变侵犯膈肌,疼痛可牵涉右肩或右背部。

2. **消化道症状**:常有食欲缺乏、腹胀感,也可伴有恶心、呕吐、腹泻等。

3. **全身症状**:进行性消瘦、发热、食欲缺乏、乏力、营养不良和恶病质等。

4. 转移灶症状:肿瘤转移引起的相应症状。

(二)体征

1. 肝大:肝呈进行性增大,常有不同程度的压痛。

2. 黄疸:一般出现在肝癌晚期,多为阻塞性黄疸,少数为肝细胞性黄疸。

3. 肝硬化征象:在失代偿期肝硬化基础上发病者有基础病的临床表现。原有腹水者可表现为腹水迅速增加且具难治性。血性腹水多因肝癌侵犯肝包膜或向腹腔内破溃引起,少数因腹膜转移癌所致。

(三)转移途径

1. 肝内转移:肝癌最早在肝内转移,易侵犯门静脉及其分支并形成血栓。

2. 肝外转移:分为血性转移、淋巴转移和种植转移。其中,血性转移最常见的转移部位为肺,种植转移少见。

三、并发症

1. 肝性脑病:原发性肝癌终末期最严重并发症。

2. 上消化道出血:上消化道出血约占肝癌死亡原因的15%。

3. 肝癌结节破裂出血:大量出血可致休克,少量出血则表现为血性腹水。

4. 继发感染:本病患者在长期消耗或因放射、化学治疗而致白细胞减少的情况下出现抵抗力减弱的情况,加之长期卧床等因素,容易并发多种感染,如肺炎、败血症、肠道感染。

四、辅助检查

1. 肿瘤标记物的检测:甲胎蛋白检测现广泛用于原发性肝癌的普查。

2. 影像学检查:主要手段有B超、CT、磁共振成像及肝血管造影。其中,超声检查是目前肝癌筛查的首选检查方法。

3. 肝穿刺活体组织检查：超声或 CT 引导下穿刺行组织学检查是确诊肝癌的最可靠的方法。

五、治疗原则

(一)手术治疗

手术切除是肝癌治疗的首选方法。

1. 适应证：诊断明确，估计病变局限于一叶或半肝者；无明显黄疸、腹水或远处转移者；肝功能代偿尚好，凝血酶时间不低于50％者；心、肝、肾功能耐受者。

2. 禁忌证：有黄疸、腹水、恶病质、肝功能 Child C 级者，合并严重心、肺、肾功能损害者；存在肺、骨及其他远处转移者。

(二)非手术治疗

根据肝癌的具体情况，可采用行肝动脉栓塞化疗，微波、酒精注射等消融治疗，分子靶向治疗，放射治疗，中医中药治疗。

六、护理

(一)护理评估

1. 健康史及相关因素：包括家族中有无系列肝癌发病者，初步判断肝癌的发生时间，有无对生活质量的影响，发病特点。

(1)一般情况：患者的年龄、性别、职业、婚姻状况、营养状况等，尤其注意与现患疾病相关的病史和药物应用情况及过敏史、手术史、家族史、遗传病史和女性患者生育史等。

(2)发病特点：患者有无上腹部疼痛、疼痛程度，食欲减退及消瘦。

(3)相关因素：家族中有无肝癌系列癌发病者，是否有病毒性肝炎。

2. 身体状况。

(1)局部：肿块位置、大小，肿块有无触痛、活动度情况。

(2)全身：重要脏器功能状况，有无转移灶的表现及恶病质。

(3)辅助检查：心、肺、肾功能检查，肝功能储备检查，肝胆影像学检查。

（二）护理要点及措施。

1. 术前护理要点及措施。

（1）全面评估患者：包括健康史及其相关因素、身体状况、生命体征以及神志、精神状态、行动能力等。

（2）做好心理护理：通过交流和沟通，了解患者及其家属的情绪和心理变化，采取诱导方法逐渐使其接受并正视现实；医护人员应热情、耐心、服务周到，对患者给予同情、理解、关心、帮助，告诉患者不良的心理状态会降低机体的抵抗力，不利于疾病的康复。解除患者的紧张情绪，更好地配合治疗和护理。

（3）观察腹部疼痛程度：遵医嘱给予镇痛药或采用镇痛治疗。

（4）饮食营养护理：指导患者进食高蛋白、高糖类、高维生素、低脂肪的普通饮食或半流质饮食。必要时提供营养支持或补充蛋白等。

（5）做好术前指导。

2. 术后护理要点及措施。

（1）按肝胆外科术后一般护理常规。

（2）患者术后清醒返回病房后，给予去枕半卧位，头偏向一侧；麻醉完全清醒后若病情允许，可取半卧位，以降低切口张力，从而利于呼吸和引流。为防止术后肝断面出血，一般不鼓励患者于早期进行活动。术后 24 小时内应平卧休息，避免剧烈咳嗽。

（3）术后给予持续低流量吸氧 1～2 日，接受半肝以上切除者，间歇给氧 3～4 日。

（4）病情观察：密切观察患者的心、肺、肾、肝等重要器官的功能变化，生命体征和血清学指标变化。

（5）密切观察伤口有无渗血，一旦发现，应观察出血量、速度、血压、脉搏；如有休克征象，应及时报告医师，及时进行处理。除药物止血外，必要时准备手术止血。

（6）引流管的护理：术后患者留置腹腔引流管、胃管、尿管，活动、翻身时要避免引流管打折、受压、扭曲、脱出等。保持引流管通畅,定时挤压引流管,避免因引流不畅而造成感染,腹腔引流管引流的血性液应每日更换引流袋以防感染。

(7)引流液的观察:术后引流液的观察是重点,每日记录和观察引流液的颜色、性质和量。如在短时间内引流出大量血性液体,应警惕发生继发性大出血的可能,同时密切监测血压和脉搏的变化,发现异常应及时报告医师给予处理。若引流液含有胆汁,应考虑胆漏。

(8)体液平衡的护理:准确记录 24 小时出入量。监测水、电解质,保持内环境稳定。

(9)术后并发症护理。①腹腔内出血:术后密切监测患者的血压、脉搏及腹腔引流液的性质及量,做好记录,发现异常立即报告医师,按医嘱正确使用止血药物,必要时输血。②低蛋白血症:密切注意患者的血浆白蛋白水平,隔日查白蛋白及总蛋白含量。注意监测患者腹围及体重。大量输入白蛋白时,注意患者有无不良反应。③肝衰竭:观察患者神志情况,是否出现肝性脑病前驱症状(如嗜睡、烦躁不安),严密观察其血氨的变化。④胆瘘:观察腹腔引流液的性质,术后早期可有少量胆汁自肝断面渗出,沿腹腔引流管或腹壁伤口溢出胆汁样液体。胆汁瘘多发生于术后 5～10 日,表现为发热、右上腹痛、腹肌紧张及腹膜刺激征。护理:保持引流管引流通畅,做好观察和记录,胆汁渗漏量较少,可在 2 周左右停止,发生胆漏,应配合医生给予充分引流、防治感染和营养支持。⑤膈下脓肿:术后注意监测和观察患者的体温、脉搏、血象和腹部情况。如手术后 3 日体温持续不降,伴有白细胞升高、腹胀,应考虑为膈下感染,须立即报告医师进行处理。遵医嘱进行抗生素治疗并给予营养支持,以增强患者机体的抵抗力。

(三)健康教育

1. 出院前向患者及其家属详细介绍出院后有关事项,并将有关资料交给患者或家属,告知患者出院后要定期复诊,建议每 3 个月至少复查1次。

2. 告诫患者术后应注意劳逸结合,避免过度劳累,适当进行户外活动及轻度体育锻炼,如散步、下棋、打太极拳,以增强体质,预防感冒,戒烟、酒,尽量避免到人多的公共场所。

3. 保持心情舒畅和充足的睡眠,每晚持续睡眠应达到6~8小时。

4. 告诫患者如有异常情况应及时来院就诊。

5. 饮食指导:鼓励患者进食高热量、高维生素、低脂肪、易消化的食品,少吃动物脂肪、动物内脏、油炸、辛辣食品。饮食规律,注意食物搭配,合理营养。

6. 亲属指导:患者亲属要关心患者,经常陪伴患者参加户外活动;多交流了解患者的思想状况,让患者及时了解外面发生的事情;应让患者保持良好的心境,忌生气。

(柳国芳　叶　敏　张丙良　郭鹏菊)

第四节　胆囊结石

一、概　述

胆囊结石主要为胆固醇性结石或以胆固醇为主的混合性结石。本病主要见于成年人,女性常见,尤以经产妇女和服用避孕药者常见,男女比例为1:3。目前认为其基本病因是胆汁的成分和理化性质发生了改变,使胆汁中的胆固醇呈过饱和状态,易于沉淀析出和结晶而形成结石。其他如成核因子、雌激素及其水平亦能与胆囊结石的形成有关。饱餐及进食油腻食物后会引起胆囊收缩,或睡觉时体位改变会使结石移位并嵌顿于胆囊颈部而致胆汁排出受阻,胆囊强烈收缩而发生胆绞痛。

二、临床表现

1.20%～40%的胆囊结石患者可终生无症状,而在其他检查、手术或尸体解剖时被偶然发现。也可以表现为胆绞痛或急、慢性胆囊炎。

2. 有症状胆囊结石的主要临床表现。

(1)胆绞痛是典型表现:表现为突发的右上腹阵发性剧烈绞痛,可向右肩部、肩胛部或背部放射,常发生于饱餐、进食油腻食物后或睡眠时,其主要是由于进食油腻食物后胆囊收缩,或睡眠时结石移位并嵌顿于胆囊壶腹部或颈部,胆囊排空胆汁受阻,胆囊内压力升高,胆囊强力收缩而发生绞痛。

(2)消化道症状:常伴恶心、呕吐、厌食、腹胀不适等非特异性的消化道症状。

(3)米里期(Mirizzi)综合征:持续嵌顿和压迫胆囊壶腹部和颈部的较大结石,可引起肝总管狭窄或胆囊胆管瘘,以及反复发作的胆囊炎、胆管炎及梗阻性黄疸。

(4)胆囊积液:胆囊结石长期嵌顿但未合并感染时,胆汁中的胆色素被胆囊黏膜吸收,并分泌黏液性物质,而致胆囊积液。积液呈透明无色,称作白胆汁。

3. 辅助检查:B超检查发现胆囊结石即可确诊,正确诊断率在96%以上,是首选方法。口服胆囊造影显示为胆囊内充满缺损,对诊断有一定帮助,且可了解胆囊功能。CT/MRI虽也可显示胆囊结石,但价格昂贵,不宜常规采用。

三、治疗原则

(一)非手术治疗
通过口服、注射等方式给予消炎利胆、解痉或镇痛药。

(二)手术治疗
1. 适应证:口服胆囊造影胆囊不显影;结石直径超过 2～3 厘米;合并瓷化胆囊;合并糖尿病者在糖尿病已控制时。

2. 手术类型:胆囊切除是治疗胆囊结石的首选方法,但对无症状的胆囊结石,一般无须立即手术切除胆囊,只需观察和随诊。根据病情选择经腹或腹腔镜做胆囊切除。

四、护理评估

(一)健康史及相关因素
了解疾病诱因,了解初次发病的时间及有无合并其他疾病,如高血压、糖尿病、肝炎、冠心病。

(二)身体状况
1. 局部:了解疼痛的部位、性质、持续时间、诱因和缓解因素,疼痛的伴随症状,有无恶心、呕吐等,根据疼痛评估指数判断疼痛的程度;有无反跳痛和腹肌紧张,是否出现墨菲征阳性体征。

2. 全身:是否出现发热、黄疸,有无神志、尿量及生命体征变化;了解营养状况;患者的抗病能力和手术承受能力;患者的饮食习惯和生活习惯。

3. 辅助检查:影像学检查,如肝、胆、胰腺 B 超,静脉胆管造影;B 超检查疑有胆总管结石或其他病变者,应行经内镜逆行性胰胆管造影术(ERCP)或磁共振胰胆管造影(MRCP)检查;一些重要脏器检查。

(三)相关因素
家族中有无类似疾病史。

(四)心理反应和认知程度
了解患者的情绪反应,有无焦虑、恐惧,判断其心理适应能力,促进患者的适应性;患者对疾病的转归及手术方式的了解程度;了解患者的手术经历。

五、护理要点及措施

(一)术前护理要点及措施
1. 全面评估患者的全身情况。
2. 做好心理护理、饮食营养护理。

3. 减轻或控制疼痛:根据疼痛的程度,采取非药物或药物方法镇痛。

(1)密切观察:观察患者疼痛的性质、程度;引起疼痛发作的相关因素;与饮食、体位、睡眠的关系;腹膜刺激征及墨菲氏(Murphy)征是否阳性等,为进一步治疗提供依据。

(2)卧床休息:协作患者取舒适的体位,达到放松和减轻疼痛的效果。

(3)合理饮食:根据患者情况进食清淡易消化的食物,忌油腻食物;病情严重者可禁食,使胃肠减压,以减轻腹胀和腹痛。

(4)药物止痛:对诊断明确的剧烈疼痛者,可遵医嘱通过口服、注射等方式给予消炎利胆、解痉或镇痛药,以缓解疼痛。

4. 提供相关知识:介绍胆石症和腹腔镜手术的相关知识,让患者了解相关的知识,更好地配合治疗和护理。

(二)术后护理要点及措施

1. 常规护理:按肝胆外科一般护理常规及全麻手术后护理常规护理。

2. 体位:术后应去枕平卧,头偏向一侧,防止呕吐物吸入气管,如清醒后血压平稳,病情允许可采取半卧位,以利于腹腔引流。患者术后6小时可开始在床上进行适当活动,术后24小时可下床活动,密切观察患者病情变化。

3. 严密观察:各项生命体征的变化,如体温、脉搏、呼吸、血压及心率,及时准确掌握患者的病情变化。

4. 维持水、电解质及酸碱平衡:合理静脉补液,根据患者的心率、血压、CVP及时补液,以维持体液平衡。准确记录出入液量,包括每小时尿量、引流量、补液量等,保持出入液量的平衡。

5. 并发症的预防和护理。

(1)加强观察:术后密切观察患者的生命体征、腹部体征及引流液情况。若患者术后出现发热、腹胀或引流液异常时,应及时通知医生,防止胆瘘发生的可能。

(2)及时处理胆瘘：一旦发生，应立即通知医师进行处理。

（三）健康教育

1. 吸氧 6 小时，提高氧分压，促使二氧化碳排出。术后全麻醒后一般取半卧位。二氧化碳气体积聚在膈下可产生碳酸而引起反射性肩背部酸痛，多在术后 1～2 日发生，一般在短期内自行缓解。

2. 呕吐是术后常见症状之一，主要由二氧化碳对胃肠道刺激及腹腔二氧化碳聚积所致。观察呕吐发生、持续的时间、呕吐物的量和颜色，同时注意是否伴有腹痛、腹胀等症状。

3. 腹腔镜胆囊切除术后人体消化能力需经过一段时间的调整和适应，肠道功能未恢复前应禁食、禁饮，术后 6 小时以无脂流质为主，以后逐渐过渡为低脂、适量蛋白质、高维生素及富含纤维饮食。忌油腻食物，宜少量多餐，避免过饱。

4. 术后 6 小时后可如厕，但要注意起来时要慢，尤其是老年人、有心脏疾病或其他严重疾病者，要在床上坐半分钟、两腿悬挂在床沿下半分钟、站立半分钟后再开始行走。这样能使患者缓慢地改变体位，年老体弱者可相对迟一点起床活动。

5. 术后 7～10 日保持伤口干燥，淋浴时可用塑料薄膜覆盖。术后 1 个月内不宜做体力劳动。一般无特殊情况，将于术后第 2 日或第 3 日出院。

（张　璐　叶　敏　许庆超）

第五节　急性化脓性胆管炎

一、概述

急性胆管炎是细菌感染引起的胆道系统的急性炎症，大多在胆道梗阻的基础上发生。如胆道梗阻未能解除，感染未得到控制，病情进一步发展，则可发生急性梗阻性化脓性胆管炎。在我国最常见的原因是胆管结石。

本病的基本病理改变是胆管完全梗阻和胆管内化脓性感染。梗阻的部位可在肝外和（或）肝内胆管，当胆管梗阻时，胆汁中的细菌会繁殖而导致胆管炎。

二、临床表现

患者以往多有胆道疾病发作和胆道手术史。本病发病急骤，病情进展快。本病除具有一般胆道感染的腹痛、寒战高热、黄疸，即夏科氏（Charcot）三联症，还可出现休克、神经中枢系统受到抑制表现，即雷诺尔德（Reynolds）五联症。

三、治疗原则

（一）手术治疗

一旦发生急性梗阻性化脓性胆管炎，在进行抗休克的同时，果断地进行手术，行胆道减压、引流，患者才有转危为安的可能。

（二）非手术治疗

积极有效的非手术治疗既是争取缓解本次急性发作的措施，又是对手术治疗的良好周到的必要术前准备。

（三）内镜处理与穿刺引流

经十二指肠、经鼻胆管引流及乏特氏乳头括约肌切开取石术并内支撑引流对于低位的胆管梗阻引起的急性胆道感染，有时可以达到减压引流的目的。

四、护理评估

（一）健康史及相关因素

1. 一般情况：年龄、性别、出生地、居住地、饮食习惯、营养状况、妊娠史等。

2. 发病特点：有无胆道手术史，有无胆道结石、蛔虫、肿瘤、狭窄手术，有无用（服）药史、过敏史及其他腹部手术，有无腹痛、腹泻、畏寒、发热、上腹部疼痛及放射痛等。

3. 相关因素：家族中有无类似疾病史。

（二）身体状况

1. 局部：肿块位置、大小、数量，肿块有无触痛、活动度情况。

2. 全身：重要脏器功能状况，有无转移灶的表现及恶病质。

3. 辅助检查：包括特殊检查及有关手术耐受性检查的结果。

五、护理要点及措施

（一）术前护理要点及措施

1. 全面评估患者：包括健康史及其相关因素、身体状况、生命体征以及神志、精神状态、行动能力等。

2. 做好心理护理：通过交流和沟通，了解患者及其家属的情绪和心理变化，采取诱导方法逐渐使其接受并正视现实；医护人员应热情、耐心、服务周到，对患者给予同情、理解、关心、帮助，告诉患者不良的心理状态会降低机体的抵抗力，不利于疾病的康复。解除患者的紧张情绪，更好地配合治疗和护理。

3. 饮食营养护理：不能进食或禁食及胃肠减压的患者，可从静脉补充能量、氨基酸、维生素、水、电解质，以维持和改善营养状况。对凝血机制障碍的患者，遵医嘱以维生素 K_1 肌内注射。

4. 做好术前指导。

（1）皮肤清洁：范围一般为上至乳头连线，下至耻骨联合，左至腋中线，右至腋后线。手术切口紧靠脐部，该处易积垢，术前应彻底清洁。可用松节油棉签清洁该处，动作要轻柔，避免损伤皮肤而影响手术。

（2）胃肠道准备：术前 1 日中午嘱患者口服泻药，2 小时内饮温开水 1 500～2 000 毫升。如果在晚 7：00 前大便尚未排干净，应于 20：00 进行清洁灌肠。22：00 开始禁食、水。

（3）指导患者床上翻身、排便、有效咳痰的方法。患者应保持情绪稳定，避免过度紧张焦虑，备皮后洗澡、更衣，准备好术后需要的各种物品，如一次性尿垫、浴巾，术晨取下义齿，贵重物品交由家属保管等。

（二）术后护理要点及措施

术后常规护理：患者术后清醒返回病房后，给予去枕平卧位，头偏向一侧；麻醉完全清醒后若病情允许，可取半卧位，以降低切口张力，利于呼吸和引流。为防止术后伤口出血，一般不鼓励患者早期活动。术后 24 小时内应平卧休息，避免剧烈咳嗽。

1. 生命体征观察：术后密切观察患者的血压、脉搏等变化，注意观察其腹部体征，关注其主诉，及时发现可能发生的内出血。

2. 做好引流管的护理：术后患者留置腹腔引流管、胃管、尿管，活动、翻身时要避免引流管打折、受压、扭曲、脱出等。保持引流通畅，定时挤压引流管，避免因引流不畅而造成感染，腹腔引流管引流的血性液每日更换引流袋以防感染。引流液的观察是重点，每日记录和观察引流液的颜色、性质和量。如在短时间内引流出大量血性液体，应警惕发生继发性大出血的可能，同时密切观察患者的血压和脉搏的变化，一旦发现异，应常及时报告医师给予处理。若引流液含有胆汁，应考虑胆漏。

3. 并发症预防护理。

（1）加强观察：包括神志，生命体征，每小时尿量，腹部体征及引流液的量、颜色和性质，同时应注意观察血常规、电解质、血气分析和心电图等检测结果的变化。若 T 管引流液呈血性，伴有腹痛、发热等症状，应考虑胆道出血；若腹腔引流液呈黄绿色胆汁样，应警惕胆瘘的可能；若患者出现神志淡漠，黄疸加深，每小时尿量减少或无尿及肝、肾功能异常，血氧分压降低或代谢性酸中毒，凝血酶原时间延长等，提示多器官功能衰竭，应及时报告医师，并协助处理。

（2）加强腹壁切口，引流管和 T 管护理。

（3）加强支持治疗：患者发生胆瘘时，在观察并准确记录引流液的量、颜色的基础上，遵医嘱补充水、电解质及维生素，以维持水、电解质平衡，鼓励患者进食高蛋白、高维生素、低脂、易消化饮食，防止因胆汁丢失影响消化吸收而造成营养障碍。

4. 维持器官功能:一旦出现多器官功能衰竭或衰竭的征象,应立即与医生联系,并配合医师采取相应的急救措施。

5. 降低体温:保持并使空气新鲜,定时通风,维持室内温度为18℃～22℃,湿度为50%～60%。

物理降温:可采用头枕冰袋、乙醇擦浴、灌肠等降温方法。必要时,用解热镇痛药,如吲哚美辛、新癀片。

控制感染:遵医嘱联合应用足量有效的广谱抗菌药,使体温恢复正常。

6. 营养支持:在患者恢复进食前或进食量不足时,仍需要从胃肠外途径补充营养素;当患者恢复进食后,应鼓励患者从清淡流质饮食逐步转为进食高蛋白、高糖、高维生素和低脂饮食。

7. 心理护理:鼓励患者保持乐观情绪,正确对待疾病和预后,给予晚期胆囊癌患者心理上的开导以及生活上的关心、照顾,尽量满足其要求,鼓励其主动配合治疗,提高生活质量。

(三)健康教育

1. 饮食:指导患者选择低脂、高糖类、高蛋白、高维生素、易消化的饮食,忌油腻食物,忌饱餐。定时进食可减少胆汁在胆囊中储存的时间并促使胆汁酸循坏,预防结石的形成。

2. 注意休息,劳逸结合:可进行散步等轻体力活动,以逐渐恢复体力。术后6周不宜负重。

3. 就诊和随访:出现腹胀、腹痛,发热,肛门停止排气排便,伤口引流物有异味,伤口红肿等不适,应及时就诊。

(张 璐 贾圣杰 李建华)

第六节　急性胰腺炎

急性胰腺炎(AP)是多种病因导致胰酶在胰腺内被激活后引起胰腺组织自身消化、水肿、出血甚至坏死的炎症反应。病变程度轻重不等,轻者以胰腺水肿为主,临床多见,病情常呈自限性,预后良好,又称为轻症急性胰腺炎(MAP)。少数重者的胰腺出血坏死,常继发感染、腹膜炎和休克等多种并发症,病死率高,称为重症急性胰腺炎(SAP)。

一、常见病因与发病机制

临床上常见的病因有胆石症、酗酒,占病因的80%,其他还有创伤、暴饮暴食、代谢异常、感染、药物等。

发病机制迄今未完全明确,正常情况下,胰腺腺泡细胞内酶蛋白的形成与分泌过程处于与细胞质隔绝状态,胰腺各种蛋白酶进入十二指肠前,均处于无活性或微活性的酶原状态,上述各种病因导致胰胆管梗阻,十二指肠液反流,胰胆管内压力增高,均可在胰腺内激活各种胰酶原形成急性胰腺炎。当激活的胰酶进入全身血液循环时,引起远处脏器和全身酶系统损伤,产生大量炎症介质和细胞因子,引起全身炎症反应综合征。

二、临床表现

临床表现的轻重与其病因、病情的严重程度、治疗是否及时等因素有关。

(一)症状

1. 腹痛:95%的患者有腹痛,多呈突然发作,与饱餐和酗酒有关,为持续性刀割样痛,疼痛部位多在上腹,可向左背部放射,疼痛时蜷屈体位和前倾体位可使疼痛缓解。

2. 发热:多为中度发热,持续3～5日。若发热不退或逐日升高,尤其持续发热 2～3 周以上者,要警惕胰腺脓肿的可能。

3. 恶心、呕吐:多在起病后出现,呕吐物为胃内容物,重者混有胆汁,呕吐后患者无舒适感。

4. 黄疸:病情较轻的可无黄疸。不同原因的黄疸持续时间也不一样。

(二)体征

1. 三联征:轻症急性胰腺炎患者有腹部的深压痛,重症急性胰腺炎患者可出现腹肌紧张、压痛、反跳痛等腹膜刺激征三联征。

2. 腹块:常为急性胰腺假囊肿或胰腺脓肿,一般见于起病后 4 周或 4 周以上。

3. 皮下瘀斑:血性液体渗透至皮下形成,出现在两肋部者称作格雷·特纳征(Grey-Turner 征);出现在脐部者称作卡伦征(Cullen 征)。

4. 其他:如手足搐搦、气急、胸腔积液及腹水。

三、并发症

1. 局部并发症:急性液体积聚、胰腺坏死、胰腺假囊肿、胰腺脓肿。

2. 全身并发症:低血压及休克、消化道出血、细菌及真菌感染、糖尿病、代谢异常、心肾呼吸功能不全或衰竭、胰性脑病等,常见于重症急性胰腺炎。

四、辅助检查

1. 血清淀粉酶、血清脂肪酶测定:AP 起病 6 小时后,血清淀粉酶超过＞500 单位/升,血清脂肪酶在 AP 早期就有升高,在诊断 AP 时,其敏感性和特异性均可达 100％。

2. 血常规:白细胞总数及分类均增高。

3. 血钙:血钙值的明显下降提示胰腺有广泛的脂肪坏死,当＜1.75 毫摩尔/升时提示患者预后不良。

4. C 反应蛋白(CRP):CRP 是组织损伤和炎症的非特异性标

志物,有助于评估与监测急性胰腺炎的严重性,在胰腺坏死时 CRP 明显升高。

5. 影像学检查。

(1)X 线:胸、腹部 X 线片对判断有无胸腔积液、肠梗阻有帮助。

(2)腹部 B 超:可用于有无胆道结石和胰腺水肿、坏死的判断。

(3)腹部 CT:增强 CT 扫描能确切地显示胰腺的解剖结构,可确定急性胰腺炎是否存在及其严重程度以及有无局部并发症,鉴别囊性或实质性病变,判断有无出血坏死,评价炎症浸润的范围。

(4)MRI 对胰腺炎的诊断与 CT 类相似,还可通过 MRCP 判断有无胆胰管梗阻。

五、治疗原则

(一)MAP

以内科治疗为主。

1. 抑制胰液分泌。

(1)禁食及胃肠减压可减少胰腺分泌。

(2)胆碱能受体阻滞药,山莨菪碱最为常用。

(3)质子泵抑制药可抑制胃酸以保护胃黏膜及减少胰腺分泌。

(4)生长抑素及类似物具有多种内分泌活性,在 AP 早期能迅速控制病情、缓解临床症状,使血淀粉酶快速下降并减少并发症,提高治愈率。

2. 抑制胰酶活性,减少胰酶合成:乌司他丁为一种蛋白酶抑制药,可以抑制各种胰酶,还可抑制炎性介质的释放。

3. 镇痛:腹痛时遵医嘱给予山莨菪碱或哌替啶注射液,一般不用吗啡。

4. 抗生素的应用:可选氨基糖苷类、喹诺酮类、头孢菌素类药物。

(二)SAP

1. 内科治疗。

(1)禁食及胃肠减压:可减少胰腺分泌,减少胃酸的刺激及减轻肠胀气和肠麻痹,在 SAP 中,禁食至少 2 周,过早进食会导致胰腺假性囊肿的发生。

(2)肠内营养:将鼻饲营养管放置在屈氏韧带以下的空肠给予要素饮食。对于不能耐受肠内营养的患者应考虑使用胃肠外营养。

(3)应用广谱高效抗生素:SAP 患者的死亡原因 80% 为感染,应及早应用抗生素治疗且至少维持 14 日。

(4)生长抑素及类似物:应注意出现高血糖等不良反应。

(5)抗休克:应及时补足血液循环量,纠正水、电解质及酸碱平衡紊乱。

2. 手术适应证:胆道梗阻且病程＜3 日、胰腺脓肿或假囊肿、疑有穿孔或肠坏死等。

3. 内镜治疗:对疑有胆源性胰腺炎的患者实行早期(发病后 24~72 小时)ERCP 检查及治疗。

六、护理

(一)护理评估

了解患者有无腹胀、腹痛及腹痛程度,生命体征情况,皮肤是否有黄染,是否有恶心呕吐症状;有无外伤手术史、胆道梗阻疾病史;有无暴饮暴食的生活习惯;检查腹部肿块位置、大小、肿块有无触痛、活动度情况;了解特殊检查、血清淀粉酶、脂肪酶及有关手术耐受性检查的情况。

(二)护理要点及措施

1. 术前护理要点及措施。

(1)按肝胆外科疾病术前护理常规。

(2)全面评估患者的一般情况,包括体温、脉搏、呼吸、血压、神志、行动能力、健康史、精神状态及身心状况等。

(3)心理护理:对患者给予同情、理解、关心、帮助,告诉患者不良的心理状态会降低机体的抵抗力,不利于疾病的康复。解除患者的紧张情绪,更好地配合治疗和护理。

（4）观察患者腹痛、腹胀程度，及时报告医师处理，疼痛剧烈时遵医嘱给予镇痛药物。

（5）饮食护理：轻型者可进少量清淡流质食物，忌食脂肪、刺激性食物。重症者需严格禁饮食，以减少或抑制胰液分泌。病情重者或腹胀明显者，应行胃肠减压。

（6）持续腹腔冲洗者，严格记录出入量，保持引流通畅，当出入量不平衡时及时查找原因，并做好皮肤护理。

（7）做好术前护理：备皮，给患者口服泻药，如果在 19：00 前大便尚未排干净，应于睡前进行清洁灌肠。

（8）做好术前指导：嘱患者保持情绪稳定，避免过度紧张焦虑，备皮后洗头、洗澡、更衣，准备好术后需要的各种物品，如一次性尿垫、痰杯，术前 22：00 开始禁食、水，术晨取下义齿，贵重物品交由家属保管等。

2. 术后护理要点及措施。

（1）按肝胆外科术后一般护理常规及全麻手术后护理常规护理。

（2）病情观察：严密观察患者生命体征的变化，尤其是血压、脉搏的变化。观察记录神志、每小时尿量、腹部体征，同时应注意血常规、电解质、血气分析和心电图等检测结果的变化。若患者出现神志淡漠、黄疸加深、每小时尿量减少或无尿、肝、肾功能异常、血氧分压降低或代谢性酸中毒以及凝血酶原时间延长等，提示多器官功能障碍，应及时报告医师并协助处理。

（3）引流管的护理：术后患者留置切口引流管及尿管，活动、翻身时要避免引流管打折、受压、扭曲、脱出等。引流期间保持引流通畅，定时挤压引流管，避免因引流不畅而造成感染。

（4）引流液的观察：术后引流液的观察是重点，每日记录和观察引流液的颜色、性质和量，如在短时间内引流出大量血性液体，应警惕发生继发性大出血的可能，同时密切监测血压和脉搏的变化，发现异常及时报告医师给予处理。

(5)基础护理。①患者术后清醒后,可改为半卧位,以利于伤口引流及减轻腹压和疼痛。②患者卧床期间,应协助其保持床单位整洁和卧位舒适,定时翻身,按摩骨突处,防止皮肤发生压疮。③满足患者生活上的合理需求。④做好晨晚间护理。⑤每日行口腔护理、雾化吸入2次,冲洗会阴1次。

(6)专科护理:住院期间还应注意以下几点。①胃肠减压管的护理。插胃肠减压管的目的:一是抽出患者胃内分泌物;二是减少胃内容物刺激胰液分泌,减少胰肠吻合口漏的机会。保证胃肠减压管在位与通畅。②饮食护理:患者一般需要禁食时间较长,禁食期间可置三腔胃管或行胃造瘘给予肠内营养,同时给予静脉营养。可进食后,应先进白开水、米汤、薄粥等流质,当患者无不适后再缓慢增加进食量,避免吃甜食和油腻饮食,切勿暴饮暴食及饮酒。③并发症的预防:胰瘘多为胰液的强腐蚀性使胰液侵蚀周围组织形成窦道。多发生在术后5~7日,表现为上腹部剧烈疼痛伴发热。胰液从引流管流出,引流液淀粉酶明显升高。为预防胰瘘,遵医嘱应用胰酶抑制药,如善宁、生长抑素、天普洛安争取最佳疗效。

术后出血观察:主要观察伤口敷料情况及引流管有无血性不凝液体流出,结合生命体征,有无活动性出血可能。发生出血时及时通知医师进行处理。

（三）健康教育

一般地说,急性胰腺炎患者治疗出院后,即使已恢复正常饮食,也并不意味着身体已完全康复。因此,术后的恢复、调理、随访非常重要。

1.避免胰腺炎再次发作:在我国,大多数急性胰腺炎由胆道疾病引起。因此,待急性胰腺炎病情稳定、患者全身情况逐渐好转后,选择合适时机积极治疗胆道结石。酒精性胰腺炎患者首先要做的事情便是禁酒。暴饮暴食导致胰腺炎者应避免重蹈覆辙。高脂血症引起的胰腺炎者应长期服降脂药,并摄入低脂、清淡饮食。

2.定期随访,防止并发症:胰腺炎恢复期,炎症只是局限化了,而炎性渗出物往往需要3～6个月才能完全被吸收。在此期间,有一些患者可能会出现胰腺囊肿、胰瘘等并发症。如果发现腹部肿块不断增大,并出现腹痛、腹胀、呕血、呕吐等症状,则需及时就医。

3. 帮助胰腺恢复功能:急性胰腺炎后,胰腺的内外分泌功能往往有不同程度的损害。外分泌功能损害表现为消化功能减退,特别是对脂肪和蛋白质的消化能力降低,可出现胃口差、体重下降、腹胀、腹泻,往往还伴有特征性脂肪泻,即大便中可以看到脂肪滴以及未消化的纤维等食物残渣。这种外分泌功能的损害通常不容易恢复,因此,治疗上只能采用胰酶替代疗法。胰腺内分泌损害者可导致糖尿病,应该在医师的指导下进行治疗。

4. 加强营养促进恢复:如果胰腺的外分泌功能无明显损害,可以进食以糖类及蛋白质为主的食物,减少脂肪的摄入,特别是动物脂肪。如胰腺外分泌功能受损,则可在胰酶制剂的辅助下适当地加强营养。

(张　璐　周　蒙　范　萍)

第六章　泌尿系统疾病护理

第一节　肾小球肾炎

一、急性肾小球肾炎

急性肾小球肾炎简称急性肾炎,是以急性肾炎综合征为主要表现的一组疾病。其特点为起病急,患者出现血尿、蛋白尿、水肿和高血压,可伴有一过性氮质血症。本病好发于儿童,男性居多。常有前驱感染,多见于链球菌感染后,其他细菌、病毒和寄生虫感染后也可引起。

(一)常见病因

急性肾小球肾炎常发生于上呼吸道感染(多为扁桃体炎)或皮肤感染(多为脓疱疮)后,感染导致机体产生免疫反应而引起双侧肾脏的炎性反应。

(二)临床表现

1. 尿液异常:几乎所有的患者都有肾小球源性血尿,约30%出现肉眼血尿,且常为首发症状或患者就诊的原因。可伴有轻、中度蛋白尿,少数(<20%)患者可呈大量蛋白尿。

2. 水肿:80%以上患者可出现水肿,常为起病的初发表现,表现为晨起眼睑水肿,可伴有下肢轻度凹陷性水肿,少数严重者可波及全身。

3. 高血压:约80%患者患病初期水钠潴留时出现一过性轻、中度高血压,经利尿治疗后血压可恢复正常。少数患者可出现高血压性脑病、急性左侧心力衰竭等。

4. 肾功能异常:大部分患者起病时尿量减少(每日400~700

208

毫升),少数为少尿(每日＜400毫升)。可出现一过性轻度氮质血症。一般于1~2周及以后尿量增加,肾功能于利尿后数日恢复正常,极少数出现急性肾衰竭。

(三)辅助检查

1. 尿液检查:均有镜下血尿,呈多形性红细胞。尿蛋白多为(＋~＋＋)。尿沉渣中可有红细胞管型等。早期尿中白细胞、上皮细胞稍增多。

2. 血清 C_3 及总补体:发病初期下降,于8周内恢复正常,对本病诊断意义很大。血清抗链球菌溶血素"O"滴度可增高,部分患者循环免疫复合物阳性。

3. 肾功能检查:内生肌酐清除率降低,血尿素氮、血肌酐升高。

(四)治疗原则

以休息、对症处理为主,缩短病程,促进痊愈。本病为自限性疾病,不宜用肾上腺糖皮质激素及细胞毒性药物。急性肾衰竭患者应给予透析。

1. 对症治疗:利尿治疗可消除水肿,降低血压。利尿后高血压控制不满意时,可加用其他降压药。

2. 控制感染灶:可使用青霉素类抗生素10~14日。对于反复发作的慢性扁桃体炎,待肾炎病情稳定后,可做扁桃体摘除术,手术前后2周应注射青霉素。

3. 透析治疗:对于少数发生急性肾衰竭患者,应给予血液透析或腹膜透析治疗,帮助患者度过急性期,一般不需要长期维持透析。

(五)护理

1. 评估。

(1)健康史:询问发病前2个月有无上呼吸道感染史以及起病的急缓、就诊原因等。

(2)身体状况:评估水肿部位、程度、特点,血压增高程度,有无局部皮肤感染灶存在。

(3)心理及社会因素:患者多为儿童及青少年,对疾病认识不足,配合困难,家属往往表现出急躁情绪,患者因病休学,不能参加正常活动,易导致患者产生不良情绪。根据患者具体情况评估患者及其家属的情绪表现类型及原因。

(4)辅助检查:评估尿液检查异常程度及变化过程。

2. 护理要点及措施。

(1)一般护理:急性期患者应绝对卧床休息,以增加肾血流量和减少肾脏负担。尿液检查只有蛋白尿的镜下血尿时方可活动。病情稳定后逐渐增加运动量,1~2 年避免强体力劳动和剧烈运动。水肿、高血压或心力衰竭时,应严格限制钠盐的摄入,每日<3 克;急性期为减少蛋白质的分解代谢,应限制蛋白质的摄入,每日 30~40 克;当血压下降、水肿消退、尿蛋白减少后,即可逐渐增加盐和蛋白的摄入,但仍应低于正常。限制液体摄入量,每日入量=尿量+500 毫升;饮食注意热量充足易于消化和吸收;长期卧床,注意观察皮肤变化情况,防止压疮发生。

(2)病情观察:观察水肿范围、程度,有无胸腔积液、腹水,有无呼吸困难、肺部湿啰音等急性左侧心力衰竭的征象;监测高血压动态变化,观察有无头痛、呕吐、颈项强直等高血压性脑病的表现;观察尿液及肾功能的变化,及时发现有无肾衰竭的可能。

(3)用药护理:使用利尿药要观察有无低血钾、低血钠以及低血容量性休克的表现,用药期间严密观察生命体征,准确记录出入量,定期查看电解质及血气分析结果,防止并发症发生。

(4)心理护理:患者尤其是儿童对长期卧床会产生抵触和焦虑的反应,表现为急躁、不能配合治疗。应给予关心、解释,随时注意患者的情绪变化,给予积极的引导,尽量解决患者卧床期间所需;为患者提供良好的休养环境。

3. 健康教育。

(1)预防指导:注意加强健康观念,适当锻炼,增强体质。少去封闭的公共场所,预防呼吸道感染。

（2）生活指导:注意个人卫生,防止皮肤化脓感染,养成良好规律的作息习惯,掌握饮食护理的意义和原则,能够复述低盐饮食和低蛋白饮食的标准。掌握皮肤水肿的观察和护理方法。

（3）用药指导:遵医嘱正确使用抗生素、利尿药及降压药等,掌握不同药物的名称、剂量、给药方法,观察各种药物的疗效和不良反应。

（4）心理指导:增强战胜疾病的信心,保持良好的心境,积极配合诊疗计划。

二、慢性肾小球肾炎

慢性肾小球肾炎简称慢性肾炎,是指起病方式不同、病情迁延、病变进展缓慢,最终发展为慢性肾衰竭的肾小球疾病。患者以青、中年男性居多。基本临床表现为蛋白尿、血尿、水肿、高血压、肾功能损害。由于不同的病例类型及病程阶段,疾病表现可多样化。

（一）常见病因

仅少数人是由急性肾小球肾炎发展而来。一般认为本病的起始因素为免疫介导性炎症,但随疾病的进展,也有非免疫非炎症因素参与。

（二）临床表现

1. 水肿:水肿程度不一,主要由水钠潴留或低蛋白血症所致。表现为晨起眼睑、颜面水肿明显,下午及晚上上、下肢水肿明显,卧床休息后可使水肿减轻。重症者偶有胸腔或腹腔积液。

2. 蛋白尿:慢性肾炎必有的表现。患者排尿时泡沫明显增多,并且静置后不易消失,尿蛋白越多泡沫越多,个别患者的尿液有异味。

3. 血尿:多为镜下血尿,也可见肉眼血尿。

4. 高血压:高血压的出现与水钠潴留、血中肾素-血管紧张素的增加有关。部分病例高血压为首发症状或突出表现,多为持续性中度以上高血压（(21.3~24)/(12~14.67)千帕）。部分病例高血压也可出现于肾功能正常时。肾衰竭时,90％以上的患者有高血压。严重高血压可致高血压危象、高血压性脑病及高血压性心脏损害。

5. 肾功能损害:呈慢性进行性损害,进展速度主要与相应的病理类型有关,表现为肾小球滤过率(GFR)下降。内生肌酐清除率在正常的 50％以上,血肌酐与尿素氮在正常范围或仅轻度升高,稍后即有肾小管功能不全的表现,如夜尿增多、尿渗透压、尿比重降低。已有肾功能不全的患者当遇应急状态时(如感染、劳累、血压增高、肾毒性药物的应用),其肾功能可急剧恶化,如能及时去除这些诱因,肾功能可在一定程度上恢复。

(三)辅助检查

1. 尿液检查:尿蛋白(＋～＋＋＋),24 小时尿蛋白定量常在 1～3 克。尿中可有多形性红细胞、颗粒管型等。

2. 血液检查:肾功能不全的患者可出现 GFR 下降,血尿素氮、血清肌酐升高的情况。贫血患者可出现血红蛋白降低。部分患者可出现血脂升高、血浆白蛋白降低的情况。

3. 影像学检查:B 超检查可见双肾有结构紊乱、缩小等改变。肾图检查,可有肾功能下降的表现。

4. 肾活组织检查:可确定慢性肾炎的病理类型。

(四)治疗原则

慢性肾炎的治疗应以防止或延缓肾功能进行性恶化,改善或缓解临床症状以及防治严重并发症为目标。

1. 一般治疗:首先,避免加重肾损害的因素,如避免劳累、治疗感染、避免或终止妊娠、停用肾毒性药物;其次,限制食物中蛋白质及磷的摄入量,低蛋白及低磷饮食可减轻肾小球内高压力、高滤过状态,延缓肾小球的硬化。

2. 对症治疗:主要是降压治疗,患者应该限盐,有明显水钠潴留的容量依赖型高血压患者应选用噻嗪类利尿药;对肾素依赖型高血压患者应首选血管紧张素转化酶抑制药(ACEI),也可用血管紧张素Ⅱ受体拮抗药。ACEI除具有降压作用外,还有减少尿蛋白和延缓肾功能恶化的肾保护作用。

3. 特殊治疗:病例类型较轻、肾体积尚正常、肾功能轻度受损、尿蛋白较多的患者,在无禁忌时可使用肾上腺糖皮质激素和细胞毒性药物。

(五)护理

1. 评估。

(1)健康史:询问患者有无感染、劳累、妊娠和使用肾毒性药物的诱因存在;发病前有无呼吸道感染和皮肤感染等病史。既往有无急性肾炎病史,发病时间及治疗后情况。

(2)身体状况:评估患者的皮肤、眼睑有无苍白;有无水肿,水肿的部位、程度、特点;有无高血压及程度;有无心肌损害体征。

(3)心理及社会因素:慢性肾炎病程长。长期服药治疗效果不理想,容易使患者及其家属感到焦虑不安,后期并发症多,病情呈恶化趋势,肾功能逐渐走向衰竭,患者情绪易受到影响,产生悲观情绪。

(4)辅助检查:尿蛋白程度、肾功能受损的程度,有无贫血、血脂改变。

2. 护理要点及措施。

(1)一般护理:慢性肾炎患者应保证充分的休息和睡眠,并应有适度的活动。肥胖患者应通过活动减轻体重,减少肾脏和心脏的负担。病情急性加重及伴有血尿、心力衰竭、感染的患者,应限制活动。

慢性肾炎的患者肾小管重吸收作用不良,在尿量正常的情况下,应充分饮水,增加尿量以排泄体内废物。在肾功能减退,尿量减少的情况下,应限制饮水量为每日尿量+500毫升。

保持正常饮食,高血压及肾功能损害患者应限制食盐量每日3~4克,蛋白质每日15~25克,且应以优质蛋白为主,使之既能保证身体所需的营养,又可达到低磷饮食的需要,起到保护肾脏的作用。另外,提供足够的热量、富含维生素、易消化的食物,适当调高糖和脂类在饮食热量中的比例,以减轻自体蛋白质的分解,减轻肾脏负担。

(2)病情观察:密切观察血压变化,血压的突然升高或持续高血压状态可加重肾功能的恶化。注意观察水肿的消长情况,注意患者有无胸闷、气急及腹胀等胸腔积液的征象。监测患者的尿量变化及肾功能,警惕肾衰竭的发生。

(3)用药护理:使用利尿药注意监测有无电解质、酸碱平衡紊乱,如低钾血症、低钠血症;肾功能不全患者使用 ACEI 降压时,应检测电解质,防止高血钾。另外,注意观察有无持续性干咳的不良反应,严重的要及时报告医师并更换药品;用抗血小板聚集药时,注意观察患者有无出血倾向,监测出血、凝血时间等;激素或免疫抑制药用于肾炎伴肾病综合征的患者,应观察糖皮质激素类药物的不良反应。

(4)心理护理:本病病程长,病情反复,长期服药疗效差,不良反应大,预后不良。患者易产生悲观、恐惧、抑郁等不良情绪。且长期患病使患者生活、工作能力下降,经济负担加重,进一步增加了患者及其家属的思想负担。护士应积极主动与患者沟通,鼓励其说出内心感受,对提出的问题予以耐心解答。与患者亲属一起做好患者的疏导工作。建立长期联系沟通方式,关注居家康复护理,使患者以良好的心态面对现实。

3. 健康教育。

(1)预防感染:保持环境清洁、空气流通;注意休息,避免剧烈运动和过重的体力劳动;减少前往封闭公共场所的机会,预防呼吸道感染,注意个人卫生习惯,预防尿路感染;出现感染症状应立即就医。

(2)生活指导:严格按照饮食计划进餐;劳逸结合,从事力所能及的工作和家务;学会与疾病有关的家庭护理常识,如控制饮水量、限盐饮食。

（3）妊娠指导：患者在血压和肾功能正常情况下，在医师的指导用药情况下，可妊娠。服用免疫抑制以及细胞毒性药物，或肾功能异常情况下应严格避孕，必要时行人工流产。

（4）用药指导：掌握利尿药、降压药等各种药物的使用方法、用药过程中的注意事项；在医师指导下用药，不随意使用不明配方的中药，不轻信偏方。

（5）心理指导：明确不良心理对疾病危害和对治疗效果的影响，学会有效地调适心态的方法，主动配合治疗，建立积极的生活心态。

（张文燕　王艳姣　李嘉明）

第二节　肾病综合征

肾病综合征简称肾综，是指由多种病因引起的，以肾小球基膜通透性增加伴 GFR 降低等肾小球病变为主的一组综合征。肾病综合征不是一独立性疾病，而是肾小球疾病中的一组症候群。肾病综合征典型表现为大量蛋白尿、低白蛋白血症、高度水肿、高脂血症。

一、常见病因

肾病综合征根据病因分为原发性和继发性。前者之诊断主要依靠排除继发性肾病综合征。继发性肾病综合征的原因很多，如感染、药物损害、过敏及免疫异常、新生物、系统性疾病、代谢性疾病、遗传性疾病。

二、临床表现

1. 蛋白尿：肾病综合征时血浆白蛋白持续降低，较大量从尿液中丢失，是本证生理和临床表现的基础。尿蛋白每日＞3.5克。

2. 低蛋白血症：肾病综合征时大量白蛋白从尿中丢失；饮食减

退、蛋白质摄入不足、吸收不良或丢失,是加重低白蛋白血症的原因。血浆白蛋白低于 30 克/升(贫血貌,看指尖、球结膜)。

3. 高脂血脂:高胆固醇和(或)高三酰甘油血症,血清中低密度脂蛋白、极低密度脂蛋白和脂蛋白(a)浓度增加,常与低蛋白血症并存。其发生机制与肝脏合成脂蛋白增加和脂蛋白分解减弱相关。目前,认为后者可能是高脂血症更为重要的原因。

4. 水肿:肾病综合征时低白蛋白血症、血浆胶体渗透压下降,使水分从血管腔内进入组织间隙,是造成肾病综合征水肿的基本原因。颜面及双下肢、足背、胫前水肿。

三、辅助检查

1. 尿常规检查:通过尿蛋白定性、尿沉渣镜检,可以初步判断是否有肾小球病变存在。

2. 24 小时尿蛋白定量:24 小时尿蛋白定量超过 3.5 克是诊断的必备条件。

3. 血浆蛋白测定:血浆清蛋白低于 30 克/升,是诊断的必备条件。

4. 血脂测定:肾病综合征患者常有脂质代谢紊乱、血脂升高。

5. 肾功能检查:常做的项目为尿素氮、肌酐,用来了解肾功能是否受损及受损程度。

6. 电解质及二氧化碳结合力测定:用来了解是否有电解质紊乱及酸碱平衡失调,以便及时纠正。

7. 血流流变学检查:这种病患者的血液经常处于高凝状态,血液黏稠度增加,此项检查有助于对该情况的了解。

四、治疗原则

全面治疗,纠正病理生理紊乱,减少并发症,保护肾功能。

1. 蛋白尿的治疗:降尿蛋白的主要药物为糖皮质激素(泼尼松、泼尼松龙等)、细胞毒类(环磷酰胺、苯丁酸氮芥)、免疫抑制药(环孢素、他克莫司、霉酚酸酯、来氟米特等)。

2.水肿的治疗:限盐是治疗的基本措施,重度水肿每日盐摄入量1.7～2.3克;轻、中度水肿每日盐摄入量为2.3～2.8克。利尿药可分为以下几种。

(1)襻利尿药,如呋塞米(速尿)和布美他尼(丁尿胺)。

(2)噻嗪类利尿药,如氢氯噻嗪。

(3)排钠潴钾利尿药,如螺内酯。

(4)渗透性利尿药,如右旋糖酐-40、甘露醇。肾病综合征患者的利尿药物首选呋塞米。

3.降压治疗:ACEI或血管紧张素Ⅱ型受体拮抗药(ARB)。

4.降脂治疗:肾病综合征的高脂血症使用降脂药物包括以下几种。

(1)纤维酸类药物,如非诺贝特、吉非罗齐。

(2)HMG-CoA还原酶抑制药,如洛伐他汀(美降脂)、辛伐他汀(舒降脂)。

(3)ACEI通过降低蛋白尿的作用调节血脂。

5.抗凝治疗。

(1)肾病综合征患者由于凝血因子改变处于血液高凝状态,尤其当血浆白蛋白在20～25克/升时,即有静脉血栓形成可能。目前临床常用的抗凝药物包括肝素、尿激酶、华法林、双嘧达莫。

(2)有静脉血栓形成者:①手术移去血栓。②介入溶栓。③全身静脉抗凝,即肝素加尿激酶,疗程2～3个月。④口服华法林至肾病综合征缓解以防血栓再形成。

五、护理

1.护理评估。水肿:颜面、双下肢及全身轻、中、重度水肿。

2.护理要点及措施。

(1)病情观察。①意识状态、呼吸频率、节律、呼吸音、心率。②自理能力和需要,有无担忧、焦虑异常心理。

(2)症状护理(水肿皮肤的护理)。①衣服宜柔软、宽松;内衣为棉织品,勤洗换。②床单位保持清洁干燥,平整无褶皱。③定期修剪指甲,防止划伤或抓伤皮肤引起感染。④鼓励患者经常更换卧位,防止压疮发生。自行翻身困难,护士协助翻身。动作轻柔,避免托、拉、拽,防止皮肤擦伤。鼓励患者适当下床活动,有利于促进水肿消退、改善消化系统功能,增进食欲。⑤尽量避免肌内注射,如必须注射时,应严格执行无菌操作,注射后按压针孔至无渗液为止。⑥皮肤破溃感染严重者用生理盐水清洗创面,清洗后用呋喃西林湿敷,症状减轻后,每日用碘棉签消毒,保持创面干燥。⑦阴囊水肿严重者用呋喃西林湿敷,防破溃。⑧高度水肿患者,详细记录出入量。肾脏穿刺时严格控制入量,防止心力衰竭发生。

(3)一般护理。①肾病综合征时以卧床休息为主,减少外界接触以防交叉感染;但应保持适度床上及床旁活动,以防血栓形成。当肾病综合征缓解后可逐步增加活动,如活动后尿蛋白增加则酌情减少活动。②水肿时给予低盐饮食,每日食盐摄入量低于3克。重度水肿时应忌盐,严格控制入量。少尿和高钾时必须限制含钾多的食物,如豆类、肉类、香蕉、葵花子。③做好口腔护理和皮肤护理,保持衣裤清洁,勤更换内衣内裤。④鼓励患者表达心中的焦虑,给其提供适当的帮助。⑤在使用糖皮质激素及免疫抑制剂的过程中切忌随意性,即不完成疗程随意停药,致使疗效不能显现或盲目延长疗程,加大剂量会造成严重的不良反应。

3. 健康教育。

(1)注意休息,避免劳累,防止感冒。

(2)按医嘱服药,禁用肾毒性药物,如新霉素、链霉素、庆大霉素。

(3)定期复查尿常规、血生化、24小时尿蛋白定量。

(4)如口服激素,禁止自行停用或减量。

(5)如为肾穿刺后,需按肾穿刺宣教的要求限制活动。

(6)在治疗期间,如有感冒、发热、感染情况出现,应及时就医,避免并发症加重。

(7)适当运动,禁止剧烈运动、重体力劳动,散步为宜。

(8)低盐饮食。

(张文燕　王素花　安菁菁)

第三节　IgA肾病

IgA肾病是肾小球系膜区以IgA为主的免疫复合物沉积,以肾小球系膜增生为基本组织学改变,是一种常见的原发性肾小球疾病。其临床表现多种多样,主要表现为血尿,可伴有不同程度的蛋白尿、高血压和肾脏功能受损,是导致终末期肾脏病的常见的原发性肾小球疾病之一。

一、常见病因

IgA肾病的病因不明,目前尚未发现与IgA抗体反应的稳定抗原。IgA肾病通常呈散发性,一般不认为是一种家族性疾病,但有些家族性聚集的报道提示免疫遗传因素可能在IgA肾病的发病中起到一定的作用。近年,对IgA肾病发病机制的研究有不少新的进展,主要归纳为两点:黏膜免疫缺陷;IgA分子异常。

二、临床表现

1. 起病前,多有感染:常为上呼吸道感染(24～27小时,偶可更短)。

2. 发作性肉眼血尿:肉眼血尿持续数小时至数日不等。肉眼血尿有反复发生的特点,发作间隔随年龄延长而延长。肉眼血尿常继发于咽炎与扁桃体炎后,亦可以在受凉、过度劳累、预防接种、肺炎、胃肠炎等影响下出现。

3. 无症状镜下血尿伴或不伴蛋白尿:30%～40%的IgA肾病患者表现为无症状性尿检异常,多为体检时发现。

4. 蛋白尿:多数患者表现为轻度蛋白尿,10%～24%的患者出现大量蛋白尿,甚至肾病综合征。

5. 高血压:成年 IgA 肾病患者高血压的发生率为 9.1%,儿童 IgA 肾病患者中仅占 5%。IgA 肾病患者可发生恶性高血压。

三、辅助检查

1. 尿常规检查:持续镜下血尿和蛋白尿。

2. 肾功能检查:肌酐清除率降低,血尿素氮和肌酐逐渐升高,血尿酸常增高。

3. 免疫学检查:血清中 IgA 水平增高。有些患者血清存在抗肾小球基膜、抗系膜细胞、抗内皮细胞的抗体和 IgA 类风湿因子。IgG、IgM 与正常对照相比无明显变化,血清 C_3、CH_{50} 正常或轻度升高。

四、治疗原则

(一)一般治疗

1. 注意保暖,感冒要及时治疗。

2. 避免剧烈运动。

3. 控制感染。感染刺激可诱发 IgA 肾病。因此,积极治疗和去除口咽部(咽炎、扁桃体炎)、上颌窦感染灶,对减少肉眼血尿反复发作有益。

4. 控制高血压。控制高血压是 IgA 肾病长期治疗的基础,目标血压控制在 17.3/10.67 千帕以下;若尿蛋白>1 克/24 小时,目标血压控制在 16.67/10 千帕以下;ACEI 或 ARB 为首选降压药物。降压药应用同时,适当限制钠盐摄入,可改善和增强抗高血压药物的作用。

5. 饮食疗法,避免过度钠摄入及过量蛋白质摄入,保证足够热量供应。

(二)调整异常的免疫反应

1. 糖皮质激素包括泼尼松和甲泼尼龙等。糖皮质激素和免疫抑制药在 IgA 肾病的应用。激素和免疫抑制药对肾脏有明显的保护作用。

2. 免疫抑制药包括环磷酰胺和环孢素 A 等。激素联合细胞毒药物常在 IgA 肾病治疗中应用,可明显延缓 IgA 肾病肾功能的进展和降低尿蛋白,改善病理损伤。

(三)清除循环免疫复合物

血浆置换能迅速清除 IgA 免疫复合物,主要用于急进性 IgA 肾病患者。

(四)减轻肾小球病理损害,延缓其进展

1. 抗凝、抗血小板聚集及促纤溶药物。IgA 肾病患者除系膜区有 IgA 沉积外,常合并有 C_3、IgM、IgG 沉积,部分还伴有纤维蛋白原沉积,故大多数主张用抗凝、抗血小板聚集及促纤溶药物治疗,如肝素、尿激酶、华法林、双嘧达莫。

2. ACEI。该类药物的作用主要是扩张肾小球出球小动脉,降低肾小球内高灌注及基膜的通透性,抑制系膜增生,对于减少 IgA 肾病患者尿蛋白、降血压、保护肾功能有较肯定的疗效。ACEI/ARB 在 IgA 肾病治疗中的应用,可明显减少患者尿蛋白的排出或改善和延缓肾功能进展。

3. 鱼油。鱼油含有丰富的多聚不饱和脂肪酸,可减轻肾小球损伤和肾小球硬化。

五、护理

(一)护理评估

1. 水肿:患者眼睑及双下肢水肿。

2. 血尿:肉眼血尿或镜下血尿。

3. 蛋白尿:泡沫尿,尿蛋白(＋～＋＋＋)。

4. 上呼吸道感染:扁桃体炎、咽炎等。

5. 高血压。

(二)护理要点及措施

1. 病情观察。

(1)意识状态、呼吸频率、心率、血压、体温。

（2）肾穿刺术后观察患者的尿色、尿量，有无腰痛、腹痛，有无出血。

（3）自理能力和需要，有无担忧、焦虑、自卑异常心理。

（4）观察患者水肿变化。详细记录 24 小时出入量，每日记录腹围、体重，每周送检尿常规 2～3 次。

（5）严重水肿和高血压时需卧床休息，一般无须严格限制活动，根据病情适当安排文娱活动，使患者精神愉快。

2. 症状护理（肾穿刺术后的护理）。

（1）监测生命体征、血压及用药反应。注意观察有无出血及感染现象。

（2）观察疼痛的性质、部位、强度、持续时间等，解释疼痛的原因。协助患者变换体位以减轻疼痛。让患者听音乐，与人交谈来分散注意力以减轻疼痛。遵医嘱给予镇痛药并观察疗效及不良反应。

（3）长时间卧床休息时注意皮肤的护理，预防压疮的出现，肾穿刺后 4～6 小时，在医师允许的情况下可翻身侧卧。

（4）观察尿色，如有血尿，立即告知医师，遵医嘱给予止血药物。

（5）观察患者排尿情况，对床上排尿困难的患者先给予诱导排尿，如仍排不出，可给予导尿。

3. 一般护理。

（1）患者要注意休息。卧床休息可以松弛肌肉，利于疾病的康复。剧烈活动可见血尿，这是因为剧烈活动时肾脏血管收缩，肾血流量减少，氧供应暂时不足，导致肾小球毛细血管的通透性增加，从而引起血尿，使原有血尿加重。

（2）每日监测血压。密切观察血压、水肿、尿量变化；一旦血压上升，尿量减少时，应警惕慢性肾衰竭。

（3）观察疼痛的性质、部位、强度、持续时间等。疼痛严重时可给予局部热敷或理疗。

(4)加强锻炼。锻炼身体,增强体质,预防感冒,积极预防感染和疮疖等皮肤疾病。

(5)注意扁桃体的变化。急性扁桃体炎能诱发血尿的发作,扁桃体摘除后血尿明显减少、尿蛋白降低,血清中的 IgA 水平也降低。

(6)注意病情的变化。一要观察水肿的程度、部位、皮肤情况;二要观察水肿的伴随症状,如倦怠、乏力、高血压、食欲减退、恶心呕吐;三要观察尿量、颜色、饮水量的变化,经常监测尿镜检或尿沉渣分析的指标。

(7)注意避免使用对肾脏有损害的药物。有很多中成药和中草药对肾脏有一定的毒性,可以损害肾功能,应注意。

(三)健康教育

1. 患者出院后避免过度劳累、外伤,保持情绪稳定,按时服药,避免受凉感冒及各种感染。在呼吸道感染疾病流行期,尽量少去公共场所。

2. 在医师的指导下合理使用糖皮质激素(包括泼尼松和甲泼尼龙)免疫抑制药等药物,不得私自减药,必须在医师的指导下方可减药。

3. 注意可适量运动,锻炼身体增强体质,但不能运动过量,特别注意腰部不要过度受力,以免影响肾穿部位,导致出血。患者要根据自己的情况选择一些有助于恢复健康的运动。

4. 定期复查,随时门诊就医看诊。

5. 不能过于劳累,作息有规律,要保持健康、宽容的心态;季节交换时,注意加减衣服,以避免感冒;少食辛辣、高蛋白食物等。通过综合调节达到治愈或延缓疾病进展的目的。

(张文燕 冯 英 柳国芳 张 璐)

第四节 泌尿系感染

尿路感染是指病原体侵犯尿路黏膜或组织引起的尿路炎症。尿路感染是临床常见病和多发病,是所有微生物感染中最常见的临床类型之一。尿路感染可发生在从婴儿到老年的各个年龄段。女性,尤其是妊娠期妇女的发生率更高。尿路感染的临床症状较为复杂,可表现为急、慢性肾盂肾炎,急、慢性膀胱炎,无症状性细菌尿,也可引发严重并发症如败血症、感染性休克等,少数反复发作或迁延不愈,导致肾衰竭。

一、常见病因

(一)上行感染

上行感染是主要的感染途径。当机体抵抗力下降或尿道黏膜有轻微损伤时,或者细菌的毒力大,黏附尿道黏膜和上行的能力强,容易侵袭膀胱和肾脏,造成感染。由于女性尿道口靠近肛门,且女性尿道比男性短而宽,女婴的尿道口常被粪便污染,故更易致病。

(二)血行感染

细菌从身体内的感染灶(如扁桃体炎、鼻窦炎或皮肤感染)侵入血流,到达肾脏和尿路其他部位引起感染,引起肾盂肾炎。致病菌以球菌多见,如金黄色葡萄球菌。

(三)淋巴道感染

膀胱、输尿管及肾脏的淋巴管是相通的,右升结肠和右肾之间有淋巴管相通,故在盆腔器官炎和结肠炎、阑尾炎时,细菌可沿淋巴系统达肾脏。

(四)直接感染

外伤或邻近肾脏的脏器有感染时,细菌可直接侵入肾脏引起感染。

二、临床表现

(一)排尿异常

尿急、尿频、尿痛为排尿异常最为常见的症状,还可出现血尿或尿失禁、尿潴留等。

(二)尿液异常

常见的有细菌尿、脓尿、血尿等。

(三)腰痛

腰痛是临床常见症状,肾脏及肾周围疾病是腰痛的常见原因之一。下尿路感染一般不会引起腰痛。肾及肾周围急性炎症,如肾脓肿、肾周围炎、急性肾盂肾炎,常引起腰部持续剧烈胀痛。慢性肾盂肾炎引起的腰痛常为酸痛。

三、辅助检查

(一)尿细菌检查

尿细菌检查是诊断尿感的关键性手段。如有发现阳性细菌尿,虽无症状也可诊断为尿路感染。

(二)膀胱穿刺尿细菌培养

膀胱穿刺尿细菌培养是诊断尿路感染最准确的方法,符合率100%。

四、治疗原则

治疗原则包括以下几条。

1. 对症支持治疗。

2. 针对病原体的治疗。

3. 大量饮水,使尿量增加,排尿时可冲洗尿道分泌物。

4. 注意休息,急性期短期内避免性生活。

5. 抗生素治疗,根据细菌培养和药敏试验选择有效抗生素。

6. 慢性尿道炎或尿道内有狭窄除药物治疗外,行尿道扩张。

五、护理

(一)护理评估

1. 高热:一般体温多在38℃～39℃,最高达40℃,血白细胞计数增高。

2. 排尿异常:尿急、尿频、尿痛为最为常见的症状,还可出现血尿或尿失禁、尿潴留等。

3. 尿液异常:常见的有细菌尿、脓尿、血尿等。

4. 腰痛:临床常见症状。

(二)护理要点及措施

1. 发热的护理:应绝对卧床休息。观察患者体温变化,并做好记录;给予药物及物理降温,如口服新癀片、温水或乙醇擦浴。如大量出汗,应注意有无虚脱现象。保持皮肤清洁,患者出汗后及时更衣。注意保暖防止再度受凉。

2. 膀胱刺激征的护理:加强营养支持疗法,给予有营养、易消化的流食。增加饮水量,每日摄入量应在2 500毫升以上,目的是增加尿量,促进细菌、毒素及炎症分泌物的排出。碱性药物可减轻尿路刺激症状,并能使尿液碱化不利于细菌生长,如碳酸氢钠;注意个人卫生,保持会阴部及全身清洁。遵医嘱应用抗生素,并观察药物的不良反应和过敏反应。

3. 正确留取尿标本:应在用抗生素前或停用抗生素5日后留尿标本。收集清晨尿。要保证尿液在膀胱内存留6~8小时。留尿标本前要充分清洗会阴部,保持尿液不受污染。留尿时要留取中段尿置于无菌试管内。留好的尿标本,要在2小时内做培养和计菌落数,以免有杂菌生长,影响判断结果。若有特殊情况需将尿液冷藏在4℃以下的冰箱内。

(三)健康教育

1. 养成良好卫生习惯,女性要保持外阴清洁,慎用盆浴。月经期、妊娠期及婴儿要特别注意讲卫生,防止上行感染。患有急性肾盂肾炎的妇女,治疗后1年内应避孕,以免怀孕而加重病情。

2. 急性肾盂肾炎或慢性肾盂肾炎急性发作期都应多饮水。同时要注意加强营养和锻炼身体。

3. 慢性肾盂肾炎后期,注意有无肾脏损害症状,如高血压、贫血、尿毒症。

4. 药物治疗后,注意有无药物的不良反应,如口服药物后引起恶心、呕吐、食欲减退反应,询问医师后,方可改用其他药物治疗。

（张文燕　冯英　柳国芳　张璐）

第五节　急性肾衰竭

急性肾衰竭(ARF)简称急肾衰,属临床危重症。该病是一种由多种病因引起的急性肾损害,可在数小时至数日内使肾单位调节功能急剧减退,不能维持体液电解质平衡和排泄代谢产物,而致高血钾、代谢性酸中毒及急性尿毒症综合征。此综合征临床称为急性肾衰竭。住院患者急性肾衰竭的发病率约为5%,至今其病死率仍高达50%左右。

一、常见病因

传统的病因分类将急肾衰竭分为肾前性、肾实质性和肾后性三大类。

(一)肾前性急性肾衰竭

肾前性急性肾衰竭也被称作肾前性氮质血症。发生率占急性肾衰竭的50%~55%。产生肾前性急性肾功能衰竭的根本原因是由于各种因素引起的有效循环血量减少,造成肾脏灌注压下降,使肾小球不能保持足够的滤过率,而肾实质的组织完整性却没有损害。

(二)肾性急性肾衰竭

肾性急性肾衰竭是由肾实质病变所致,包括肾小球、肾小管间质及肾血管性病变,发生率占急性肾衰竭的35%~40%。根据病因和病理变化不同,引起肾性急性肾衰竭的原因可分为肾中毒型和肾缺血型两类。

（三）肾后性急性肾衰竭

尿流的梗阻可能发生在从肾脏到尿道途中的任何部位,而且应该是双侧性的尿流突然受阻,它包括肾盂、输尿管、膀胱、尿道的梗阻,如双侧输尿管结石、前列腺增生、膀胱功能失调,最终必然导致 GFR 的降低,其发生率在急性肾衰竭中约占 5%。这里要强调的是,对所有急性肾衰竭的患者都应该想到有梗阻的可能,特别是尿液常规检查没有异常发现的患者。因为一旦解除梗阻,大部分患者便可完全恢复。

二、临床表现

根据尿量减少与否,急性肾衰竭可分为少尿型和非少尿型。急性肾衰竭伴少尿或无尿表现者称为少尿型。非少尿型系指血尿素氮、血肌酐迅速升高,肌酐清除率迅速降低,而不伴有少尿表现。临床常见少尿型急性肾衰竭,临床过程分为三期。

（一）少尿

少尿期一般持续 1~2 周,长者可达 4~6 周,持续时间越长,肾损害越重,持续少尿>5 日或无尿>10 日者,预后不良。少尿期的系统症状如下。

1. 水钠潴留,水中毒。

2. 电解质紊乱:常见高钾、高镁、高磷、低钙、低钠和低氯血症。

3. 代谢性酸中毒:表现为恶心、呕吐、疲乏、嗜睡、呼吸深快、食欲缺乏,甚至昏迷、血 pH 降低。

4. 尿毒症:肾排泄障碍使各种毒性物质在体内积聚,可出现全身各系统中毒症状。其严重程度与血中尿素氮及肌酐增高的浓度相一致。

5. 感染:ARF 最为常见的并发症,以呼吸道和尿路感染多见,致病菌以金黄色葡萄球菌和革兰阴性杆菌最多见。

（二）多尿期

当 ARF 患者尿量逐渐增多,全身水肿减轻,24 小时尿量达250 毫升/平方米以上时,即为多尿期,一般持续 1~2 周(长者可达

1个月）。此期由于大量排尿,可出现脱水、低钠和低钾血症。早期氮质血症持续甚至加重,后期肾功能逐渐恢复。

(三)恢复期

利尿期后,肾供血改善,尿量恢复正常,血尿素氮和肌酐逐渐恢复正常,而肾浓缩功能需要数月才能恢复正常,少数患者会遗留部分不可逆的肾功能损害。此期患者可表现为虚弱无力、消瘦、营养不良、贫血和免疫功能低下。

三、辅助检查

(一)尿液检查

尿液检查有助于鉴别肾前性 ARF 和肾实质性 ARF。

(二)血生化检查

应注意监测电解质浓度变化及血肌酐和尿素氮。

(三)肾影像学检查

多采用腹部 X 线片、超声波、CT、磁共振等检查,有助于了解肾脏的大小、形态、血管及输尿管、膀胱有无梗阻,也可了解肾血流量、肾小球和肾小管的功能,使用造影剂可能加重肾损害,须慎用。

(四)肾活检

对原因不明的 ARF,肾活检是可靠的诊断手段,可帮助诊断和评估预后。

四、治疗原则

治疗原则是去除病因,积极治疗原发病、减轻症状,改善肾功能,防止并发症的发生。

(一)少尿期的治疗

1. 去除病因和治疗原发病:肾前性 ARF 应注意及时纠正全身循环血流动力障碍,包括补液、输注血浆和人血白蛋白、控制感染等,接触肾毒素物质,严格掌握肾毒性抗生素的用药指证,并根据肾功能调节用药剂量,密切监测尿量和肾功能变化。

2. 饮食和营养:应选择高糖、低蛋白质、富含维生素的食物,尽可能供给足够的能量。供给热量每日 210～250 焦耳/千克,蛋白质 0.5 克/千克。应选择优质动物蛋白,脂肪占总热量 30%～40%。

3. 控制水和钠摄入:坚持量出为入的原则,严格限制水、钠的摄入,有透析支持则可适当放宽液体入量。每日液体量:尿量＋显性失水(呕吐、大便、引流量)＋不显性失水－内生水。无发热患者每日不显性失水为 300 毫升/平方米,体温每升高 1℃,不显性失水增加 75 毫升/平方米,内生水在非高分解代谢状态为 250～350 毫升/平方米,所用液体均为非电解质液,髓襻利尿药(呋塞米)对少尿型 ARF 可短期使用。

4. 纠正代谢性酸中毒:轻、中度代谢性酸中毒一般无须处理。当血浆碳酸氢根<12 毫摩尔/升或动脉血 pH<7.2,可补充 5% 碳酸氢钠 5 毫升/千克,提高二氧化碳结合力 5 毫摩尔/升,纠酸时宜注意防止低钙性抽搐。

5. 纠正电解质紊乱:包括高钾血症、低钠血症、低钙血症和高磷血症的处理。

6. 透析治疗:凡上述保守治疗无效者,均应尽早进行透析。

(二)多尿期的治疗

多尿期早期,肾小管功能和 GFR 尚未恢复,血肌酐、血钾和酸中毒仍继续升高,伴随着多尿,还可出现低钾和低钠血症等电解质紊乱,故应注意监测尿量、电解质和血压变化,及时纠正水、电解质紊乱。当血浆肌酐接近正常水平时,应增加饮食中蛋白质摄入量。

(三)恢复期的治疗

此期肾供血日趋恢复正常,但可遗留营养不良、贫血和免疫力低下,少数患者遗留不可逆性肾损害应注意休息和加强营养,防止感染。

五、护理

(一)护理评估

1. 病史评估:发病经过,有无诱因,目前的主要不适及疾病特点。

2. 水肿的评估:皮肤水肿的部位、程度、特点,有无出现胸腹腔积液、腹水征,有何伴随症状(即有无出现尿量减少、头晕、乏力、呼吸困难、心搏加快、腹胀等)。

3. 营养状况的评估。

(1)人体测量法:人体测量指标包括体重、身高、骨架大小、皮褶厚度(标志身体脂肪)、中臂肌围(标志肌肉含量)、中臂肌直径和面积以及身体脂肪百分比、标准体重百分比和体积指数。人体测量指标受体内容量状态的影响较大,不过其在评估营养状态的动态变化时有一定价值。

(2)主观综合性营养评估(SGA):SGA 是一个可重复的、有效评价患者营养状态的指标。SGA 包括最近体重和营养摄入的变化、胃肠道症状、水肿情况、皮下脂肪和肌肉消耗程度、功能活动情况等。根据 SGA 可将患者的营养状况分为营养正常(A)、轻度(B)和中重度(C)营养不良三种情况。

4. 生活自理程度评估:生活自理障碍分为三个等级:生活完全不能自理、生活大部分不能自理和生活部分不能自理。其中,生活完全不能自理是指生活不能自理进食、翻身、大小便、穿衣洗漱、自我移动等五项均不能自理的情形;生活大部分不能自理是指进食、翻身、大小便、穿衣洗漱、自我移动五项中的三项不能自理的情形;生活部分不能自理是指进食、翻身、大小便、穿衣洗漱、自我移动五项中的一项不能自理的情形。判断患者属于哪种情况。

5. 知识缺乏程度评估:患者的理解力,知识水平,对急性肾衰竭知识的了解程度,患者是否能主动配合诊断性检查、治疗、护理。

(二)护理要点及措施

1. 病情观察。

(1)注意体温、呼吸、脉搏、心率、心律、血压等变化。

(2)有无心力衰竭、心律失常、感染、DIC 发生。

(3)自理能力和需要,有无焦虑等异常心理。

2. 一般护理。

(1)保证患者卧床休息:休息时期视病情而定,一般少尿期、多尿期均应卧床休息,恢复期逐渐增加活动。

(2)营养护理:少尿期应限制水、盐、钾、磷和蛋白质的入量,供给足够的热量,以减少组织蛋白的分解。不能进食者从静脉中补充葡萄糖、氨基酸、脂肪乳等。透析治疗时患者丢失大量蛋白,所以不需限制蛋白质入量,长期透析时可输血浆、水解蛋白、氨基酸等。

(3)精确地记录出入液量:口服和静脉进入的液量要逐项记录,尿量和异常丢失量如呕吐物、胃肠引流液、腹泻时粪便内水分都需要准确测量,每日定时测体重以检查有无水肿加重。

(4)严格执行静脉输液计划:输液过程中严密观察有无输液过多、过快引起肺水肿症状,并观察其他不良反应。

(5)预防感染:严格执行无菌操作,加强皮肤护理及口腔护理,定时翻身、拍背。病室每日紫外线消毒。

(6)做好家长及患者思想工作、稳定情绪,解释病情及治疗方案,以取得合作。

3. 肾穿刺的护理。

4. 大静脉置管的护理。

5. 透析的护埋。

(三)预防

1. 任何原因的血容量不足均应及时纠正,保持每小时尿量在30毫升以上。

2. 及时有效地处理感染与创伤,防止毒素和坏死组织进入血液,引起肾小管损伤或休克。

3. 对接触毒性物质的人员,要用安全有效的防护措施。

4. 慎重使用具有潜在肾毒性的药物,如造影剂、氨基糖苷类抗生素。

5. 对有肾脏疾病患者,一切治疗和护理均应注意保护肾脏。

6. 定期开展健康宣教,加强全民医学常识的教育,人人做到自我保护,及时就医。

(四)健康教育

1. 卧床休息,减轻体力消耗,以保障肾脏足够的血液供应。

2. 情绪稳定,保持良好的心态。

3. 调节饮食,保持适当足够的营养摄入,量出为入,保持体液平衡;定时复查各项指标,防止电解质及酸碱平衡失调。

4. 定期复查:肾小管上皮细胞功能恢复较慢,常数个月后才能恢复,此期间应注意休息,定期复查肾功能。

5. 提供图文资料,向患者介绍疾病发生、发展规律及自我监测的注意事项。

(张文燕 柳国芳 张 璐 叶 敏)

第六节 慢性肾衰竭

慢性肾衰竭是由各种原发性肾脏疾病或继发于其他疾病引起的肾脏进行性损伤和肾功能的逐渐恶化。当肾脏功能损害发展到不能维持机体的内环境平衡时,便会导致身体内毒性代谢产物的积蓄、水及电解质和酸碱平衡紊乱,而出现一系列的临床综合症状。

一、常见病因

(一)慢性肾小球肾炎

例如,IgA 肾病、膜增殖性肾小球肾炎、局灶节段性硬化性肾小球肾炎和系膜增生性肾小球肾炎。

(二)代谢异常所致的肾脏损害

例如,糖尿病肾病、痛风性肾病及淀粉样变肾病。

(三)血管性肾病变

例如,高血压病、肾血管性高血压、肾小动脉硬化症。

(四)遗传性肾病

例如,多囊肾、遗传性进行性肾炎。

（五）感染性肾病

例如,慢性肾盂肾炎、肾结核。

（六）全身系统性疾病

例如,狼疮性肾炎、血管炎肾脏损害、多发性骨髓瘤。

（七）中毒性肾病

例如,镇痛药性肾病、重金属中毒性肾病。

（八）梗阻性肾病

例如,输尿管梗阻、反流性肾病、尿路结石。

二、临床表现

（一）胃肠道

例如,厌食(食欲缺乏最早)、恶心,呕吐,腹胀,舌、口腔溃疡,口腔有氨臭味,上消化道出血。

（二）血液系统

例如,贫血、出血倾向、白细胞异常。

（三）心血管系统

例如,高血压、心力衰竭、心包炎、动脉粥样硬化。

（四）神经、肌肉系统表现

早期:疲乏、失眠、注意力不集中等,性格改度,神经肌肉兴奋性增加(如肌颤、呃逆),精神异常(如谵妄、惊厥、幻觉、昏迷);晚期:周围神经病变,感觉神经较运动神经显著,感觉异常:肢端袜套样分布的感觉丧失,肌无力(近端肌受累较常见);透析失衡综合征:尿素氮降低过快,细胞内外渗透压失衡,引起颅内压增加和脑水致,伴有恶心、呕吐、头痛,严重者出现惊厥。

（五）肾性骨病

肾性骨病是指尿毒症时骨骼改变的总称。可引起自发性骨折、骨酸痛、行走不便等。

（六）呼吸系统表现

例如,酸中毒时呼吸深而长,尿毒症性支气管炎、肺炎(蝴蝶翼)、胸膜炎等。

（七）皮肤症状

例如,皮肤瘙痒、尿素霜沉积、尿毒症面容。

（八）内分泌失调

由肾生成的激素下降、在肾降解的激素可上升。

（九）易于并发严重感染

感染时发热没常人明显。

（十）代谢失调及其他

例如,体温过低、糖代谢异常、脂代谢异常、高尿酸血症。

三、辅助检查

（一）尿常规

尿比重下降或固定,尿蛋白阳性,有不同程度血尿和管型。

（二）血常规

血红蛋白和红细胞计数减少,血细胞比容和网织红细胞计数减少,部分患者血三系细胞减少。

（三）血生化检查

GFR 每分钟 50~80 毫升,血尿素氮、肌酐正常为肾功能不全代偿期;GFR 每分钟 50~20 毫升,血肌酐 186~442 微摩尔/升,尿素氮超过 7.1 毫摩尔/升,为肾功能不全失代偿期;GFR 每分钟 20~10 毫升,血肌酐 451~707 微摩尔/升,尿素氮 17.9~28.6 毫摩尔/升,为肾衰竭期;GFR 每分钟 <10 毫升,血肌酐高于 707 微摩尔/升,尿素氮 28.6 毫摩尔/升以上,为肾衰竭终末期。肾衰竭时常伴有低钙高磷血症、代谢性酸中毒等。

（四）影像学检查

B 超示双肾体积缩小,肾皮质回声增强;核素肾动态显像示 GFR 下降及肾脏排泄功能障碍;核素骨扫描示肾性骨营养不良征;胸部 X 线可见肺淤血、肺水肿、心胸比例增大或心包积液、胸腔积液等。

（五）肾活检

肾活检可能有助于早期慢性肾功能不全原发病的诊断。

四、治疗原则

(一)一般治疗

一般治疗包括饮食调养、营养治疗、机体内环境稳定的维持及对症治疗等。其中,低蛋白饮食及饮食调养是最基本、最有效的措施,应根据情况调节应用。中药大黄及其制剂具有改善健康肾组织的高代谢状态、减轻残余肾单位肥大、抑制系膜细胞增殖等作用,故应用后能够延缓慢性肾衰竭的进程。

(二)血管紧张素转化酶抑制药的作用

血管紧张素转化酶抑制药如卡托普利、依那普利的使用,能降低血压,减轻肾小球硬化,降低尿蛋白等;长期使用硫酸氢钠,可纠正酸中毒、减少氨的形成,改善蛋白质及尿酸代谢等;应用磷结合剂及低磷饮食等,均有利于减缓慢性肾衰竭的发展进程。

(三)替代疗法

替代疗法包括血液透析、腹膜透析、胃肠外透析等。根据病情及适应指证选用。近年来,有主张早期开始预防透析的,可能对防治病情更有利。

(四)肾移植治疗

肾移植治疗是治疗慢性肾衰竭终末期的最有效方法之一,要根据适应证应用。

(五)饮食治疗

1. 摄入质优的蛋白质。
2. 摄取足够的热量。
3. 小心水分的控制。
4. 注意盐分的控制。
5. 提防钾离子过高。
6. 维持钙磷的平衡。
7. 必需氨基酸疗法。

(六)其他

对症处理。

五、护理

(一)护理评估

1. 水代谢障碍症候群。

慢性肾衰竭患者由于健存肾单位减少,因而每个肾单位平均排出的溶量负荷必然增加,引起溶质性利尿。加之肾的浓缩功能差而致夜尿增多。若有厌食、呕吐或酸中毒,会使呼吸幅度增大,呼吸道失水增多,易致脱水。患者可出现口渴、烦躁、乏力、尿量减少。晚期慢性肾衰竭极度下降,尿量日趋减少,血尿素氮、肌酐迅速上升,患者烦渴多饮,易出现严重的水潴留。如此时补液不当或摄盐过多,可致水中毒及急性左侧心力衰竭。

2. 电解质紊乱综合征。

(1)低钠血症:慢性肾衰竭患者对钠的调节功能差。失钠导致肾功能迅速变坏。故低钠常可使一个原来病情比较稳定的患者出现尿毒症状。患者常感疲乏无力、头晕、直立性低血压、肌肉抽搐、脉细而速,严重者可发生休克。反之,如钠摄入过多,会潴留体内,引起水肿、高血压,严重者可发生心力衰竭。

(2)低钙和高磷:患者尿磷排出减少,可致血磷升高。肾衰退时 1.25 二羟基维生素 D3 生成减少加之厌食等原因,肠道吸收钙减少,血钙降低。高血磷、低血钙刺激甲状旁腺素,可致继发性甲状旁腺功能亢进。

(3)低钾血症和高钾血症:厌食、呕吐、腹泻及利尿药的使用,可致低钾血症。其临床表现:四肢无力、腹胀、心律失常和腱反射迟钝等。当尿毒症患者并发感染、酸中毒或长期服保钾利尿药、输含钾多的库存血或严重少尿时均可致高钾血症。其临床表现是心律失常甚至心搏骤停,以及四肢肌肉无力、手足感觉异常等。

(4)代谢性酸中毒:酸中毒是慢性肾衰竭患者的常见症状。由于肾小管生成氨、排泌氢离子及重吸收碳酸盐的能力降低,加之腹泻失碱等因素,几乎所有的尿毒症患者都有轻重不同的代谢性酸中毒。轻度代谢性酸中毒一般无明显症状。当二氧化碳结合力＜13毫摩尔/升时，才会出现明显症状，如呼吸深大而长、食欲缺乏、恶心、呕吐、疲乏、头痛、躁动不安，严重者可发生昏迷。严重的酸中毒可导致呼吸中枢和血管运动中枢麻痹，是尿毒症最常见的死因之一。

3. 贫血。贫血是尿毒症患者必有的症状。主要原因是肾脏分泌刺激红细胞生成素减少以及血液中存在抑制红细胞生成素所致，表现为血色素缓慢地进行性下降。

4. 皮肤症状。皮肤瘙痒、尿素霜沉积、尿毒症面容。

（二）护理要点及措施

1. 水肿患者：准确记录24小时出入量，指导患者限制液体摄入量，控制水入量每日＜1 500毫升；给予低盐（每日＜2克）饮食，每日测体重，严密观察病情变化；定时测量生命体征及血清电解质。

2. 透析患者：注意腹膜透析、血液透析等应用后的反应。出现意识混乱、肌肉无力、机体发麻、恶心、腹泻和腹痛、心搏过缓等症状，应警惕高钾血症的发生。严格执行无菌操作，向患者讲解保持敷料清洁干燥的重要性，动静脉内瘘的观察与维护方法等，防止感染。

3. 电解质紊乱患者：协助改善血中钙低磷高的不平衡现象，减少身体的损害。观察患者骨头疼痛的症状，协助做全关节运动，按医嘱给予磷结合性药物，遵医嘱补钙，采取安全措施，避免骨折，定期监测钙磷水平等。协助维持体内的酸碱平衡状态。平时注意观察患者的呼吸速率、节律和深度（有无快速而深的阵发性呼吸），神志状态，有无嗜睡、头痛、健忘，是否失去定向力、谵妄等现象。

4. 皮肤完整性受损患者：指导水肿患者穿宽松衣服、鞋子；当患者使用加热或制冷的设施时，告知患者注意事项。

5. 知识缺乏患者：指导患者识别体液过多的症状，以便自己进行饮食水的调整;根据肾衰竭程度指导患者适当限制饮食及运动;指导患者观察低钙、高钾的症状和体征;讨论遵医嘱用药的重要性及正确的服药时间、方法;指导患者注意保暖、预防感冒、定期复查等。

（三）健康教育

1. 强调合理饮食对本病的重要性,严格遵守饮食治疗的原则,尤其是蛋白质的摄入和水钠的限制。

2. 教会水肿患者自我检测方法,如自测体重、严格控制液体摄入、限制饮食中盐的入量。

3. 根据病情和活动耐力进行适当的活动,以增强机体抵抗力,避免劳累和重体力活动。

4. 定期复查肾功能、血清电解质等,准确记录每日的尿量、血压、体重。

5. 遵医嘱用药,避免使用肾毒性较大的药物。

6. 注意个人卫生,皮肤瘙痒时切勿用力搔抓,以免破损引起感染,注意口腔及会阴部的清洁卫生,教导患者尽量避免去公共场所。观察有无尿路刺激征的出现。

7. 注意保暖,避免受凉,以免引起上呼吸道感染。

8. 应注意保护和有计划地使用血管,尽量使用前臂、肘部等大静脉,以备用于血液透析治疗。已行血液透析治疗者应注意保护好动静脉内瘘管或大静脉置管,腹膜透析者保护好腹透管道。

9. 有病情变化及时到医院就诊。

10. 做好心理护理,带动家庭成员及社会支持系统,增强患者治疗疾病的信心,减轻思想负担。

（张文燕 叶 敏 许庆超 贾圣杰）

第七节　糖尿病肾病

糖尿病肾病是糖尿病患者最主要的微血管病变之一。糖尿病肾病是一严重的糖尿病慢性并发症，是我国继发性肾小球疾病中一种非常多见的疾病，也是导致终末期肾衰竭的一个重要原因。通常所说的糖尿病肾病是指糖尿病性肾小球硬化症，是一种以血管损害为主的肾小球病变。已证明胰岛素依赖型或非胰岛素依赖型糖尿病患者中20％～30％的患者会发生肾病，终末期糖尿病肾病已占肾透析治疗的50％以上。

一、常见病因

糖尿病肾病发病原因十分复杂，包括众多参与因素。总体来说，它是起始于糖代谢障碍所致的血糖过高，在一定的遗传背景以及一些相关的获得危险性因子的参与下，通过启动许多细胞因子的网络，最终造成全身一些重要器官的损害，其中肾脏损害即为糖尿病肾病。糖尿病肾病病因包括以下几种。

（一）遗传因素

遗传因素与糖尿病肾病发生有十分密切的关系，在男女两性中，不论胰岛素依赖型或非胰岛素依赖型糖尿病，男性发生糖尿病肾病的比例一般较女性高。

（二）肾脏血流动力学异常

在1型糖尿病肾病中约1/2病例GFR上升25％～50％。在2型糖尿病肾病中，GRF过高不仅表现为基础值较常人增高，还表现为增加蛋白质摄入后，上升的程度更为显著，除GFR过高以外，肾血流量在本病中也显著升高。

（三）血糖过高引致代谢改变为影响糖尿病肾病发生的关键

不少临床实验证明，糖尿病肾病的发生与血糖控制情况有关。

血糖主要通过导致肾脏血流动力学改变以及代谢异常引致肾脏损害,其中代谢异常导致损害的机制主要有肾组织糖代谢紊乱。

(四)高血压

几乎任何糖尿病肾病均伴有高血压,在 1 型糖尿病肾病中高血压与蛋白尿平行发生;在 2 型糖尿病肾病中则常在糖尿病肾病发生前出现。

(五)血管活性物质代谢异常

1. 血管紧张素系统激活。

2. 内皮系统代谢异常。

3. 前列腺素族代谢异常。

4. 生长因子代谢异常。

二、临床表现

(一)水肿

早期糖尿病肾病患者一般没有水肿,少数患者在血浆蛋白降低前,可有轻度水肿,当24 小时尿蛋白超过 3 克时,水肿就会出现。明显的全身水肿仅见于糖尿病性肾病迅速发展者。

(二)贫血

有明显氮质血症的糖尿病患者,可有轻度至中度的贫血,用铁剂治疗无效。贫血为红细胞生成障碍所致,可能与长期限制蛋白质饮食和氮质血症有关。

(三)蛋白尿

起初,开始由于肾小球滤过压增高和滤过膜上电荷改变,尿中仅有微量白蛋白出现,为选择性蛋白尿,球蛋白没有增加,这种状态可持续多年。随着肾小球基底膜滤孔的增大,大分子物质可以通过而出现非选择性临床蛋白尿,随病变的进一步发展,尿蛋白逐渐变为持续性重度蛋白尿,如果尿蛋白每日超过 3 克,是预后不良的征象。糖尿病性肾病患者蛋白尿的严重程度多呈进行性发展,直至出现肾病综合征。

（四）高血压

高血压在糖尿病性肾病患者中常见。严重的肾病多合并高血压,而高血压能加速糖尿病肾病的进展和恶化。故有效地控制高血压是十分重要的。

（五）其他症状

1. 网膜病变,如眼底出血、血管硬化。

2. 神经病变,如累及自主神经时,膀胱反射功能减退导致排尿困难、尿潴留。

3. 血管病变,如心力衰竭或心肌梗死。

三、辅助检查

（一）尿微量清蛋白测定

正常人的尿清蛋白（UAE）每分钟＜20 微克,而微量白蛋白（每分钟20～200 微克）为早期糖尿病肾病的特征,若 6 个月内连续尿检查有 2 次 UAE 每分钟＞20 微克,但＜200 微克,并能排除其他可能引起 UAE 增加的原因,如糖尿病酮症酸中毒、泌尿系感染、运动、原发性高血压、心力衰竭,即可诊断为糖尿病肾病。

（二）尿 NAG 酶、Tamm-Horsefall 蛋白（THP）、β_2-微球蛋白（β_2-MG）测定

在正常白蛋白尿时其尿 NAG 酶已明显增高,微量白蛋白尿时尿 β_2-MG 升高,尿 THP 明显下降,均可视为糖尿病肾病的早期诊断标准。

（三）肾功能检测

用 ^{99m}Tc-DTPA 测定 GFR 及肾血流量,以反映糖尿病肾病早期肾小球高滤过状态。

（四）肾脏 B 超和腹部 X 线片

肾脏体积增大,为早期糖尿病肾损害的标志。

（五）肾活检

肾活检可提供特异性的诊断依据,对糖尿病微量白蛋白尿者

进行肾活检有助确诊早期糖尿病肾病。

四、治疗原则

(一)内科治疗

1. 糖尿病的治疗。

(1)饮食治疗：目前主张在糖尿病肾病的早期即应限制蛋白质的摄入(每日 0.8 克/千克)。对已有水肿和肾功能不全的患者,在饮食上除限制钠的摄入外,对蛋白质的摄入宜采取少而精的原则(每日 0.6 克/千克),必要时可适量输氨基酸和血浆。在胰岛素保证下可适当增加糖类的摄入以保证足够的热量。脂肪宜选用植物油。

(2)药物治疗：口服降糖药。对于单纯饮食和口服降糖药控制不好并已有肾功能不全的患者应尽早使用胰岛素。应用胰岛素时需监测患者的血糖,以便时调整剂量。

2. 抗高血压治疗。高血压可加速糖尿病肾病的进展和恶化,要求控制糖尿病患者的血压水平比非糖尿病高血压患者低。舒张压<10 千帕,还应限制钠的摄入,戒烟,限制饮酒,减轻体重,适当运动。降压药多主张首先选用血管紧张素转化酶抑制药,常与钙离子拮抗药合用,也可选用 α1-受体拮抗药,如哌唑嗪。根据病情可适当加用利尿药。

(二)血液净化治疗

终末期糖尿病肾病患者只能接受透析治疗,主要有两种方式：长期血透和不卧床持续腹膜透析。近来绝大多数终末期糖尿病肾病患者采取腹膜透析,因为它不会增加心脏负荷及应激,能较好地控制细胞外液容量和高血压。还可腹腔注射胰岛素,操作方便、费用节省,但某些患者因长期腹透吸收大量葡萄糖而致肥胖和高血脂。关于透析时机的选择,宜稍早于非糖尿病患者。

(三)肾或肾、胰联合移植

只有极少的患者能得到这种治疗。因此,对糖尿病肾病最根本的措施是尽可能地控制糖尿病,以防止糖尿病肾病的发生和发展。

（四）活血化瘀，应对糖尿病肾病

糖尿病肾病最主要的病理改变是肾小球硬化和基膜的损伤。活血化瘀是药物活性物质选择性地靶向定位于各级动脉血管与其紧密融合，促使肾动脉扩张，增加肾脏的有效血液灌注，增加对受损肾小球的供氧，改善微循环，促进新陈代谢，从而有效缓解和恢复肾小球的硬化状态。

（五）针灸治疗

早在两千多年前的《史记·扁鹊仓公列传》中就有以针灸治疗糖尿病的病案记载。针刺治疗糖尿病，强调辨证取穴和对症配穴相结合，治疗一般采用多种治疗方法相配合的综合治疗，其疗效比较可靠。但是，针刺的操作技术不是一般患者都能够正确掌握的。因此，针刺治疗不宜作为患者自我保健技术。应在医院由医师操作进行。

五、护理

（一）护理评估

1. 高血压：90％以上的患者有高血压。

2. 蛋白尿：常为本病早期最主要的临床表现。由早期的微量蛋白尿、间歇性蛋白尿发展到后期持续性蛋白尿，直至出现肾脏器质性改变。

3. 肾功能改变：糖尿病后期 50％～70％ 的患者有肾功能损害。持续性大量蛋白尿患者，其肾功能呈进行性恶化，约 25％糖尿病后期患者发生终末期尿毒症。

4. 视网膜病变，如眼底出血、血管硬化。

5. 神经病变，如累及自主神经时，膀胱反射功能减退导致排尿困难、尿潴留。

6. 血管病变，如心力衰竭或心肌梗死。

7. 水肿：早期糖尿病肾病患者一般没有水肿，少数患者在血浆蛋白降低前可有轻度水肿，当 24 小时尿蛋白超过 3 克时，水肿就会出现。明显的全身水肿仅见于糖尿病肾病迅速发展者。

8.贫血:有明显氮质血症的糖尿病患者可有轻度至中度的贫血,用铁剂治疗无效。贫血为红细胞生成障碍所致,可能与长期限制蛋白饮食、氮质血症有关。

(二)护理要点及措施

1.一般护理。

(1)提供安静并且没有感染的休养环境。

(2)向患者及其家属讲解糖尿病的危害,通过控制血糖减轻糖尿病肾病的病理改变。

(3)病情轻的患者注意劳逸结合,无高血压、水肿不明显、无肾功能损害、尿蛋白不多的患者可适当进行体育锻炼以增强体质,预防感染;水肿明显、血压较高的患者或肾功能不全的患者应卧床休息,按病情给予相应的护理级别。

(4)监测体重,每日2次,每次在固定时间穿着相同衣服测量。

(5)记录24小时出入量,限制水的摄入,水的摄入量应控制在前1日尿量加500毫升为宜。

(6)观察尿量、颜色、性状变化,如有明显异常,应及时报告医师,每周至少化验尿常规和尿比重1次。

(7)注意观察患者的血压、水肿、尿量、尿检结果及肾功能变化,如出现少尿、水肿、高血压,应及时报告主管医师给予相应的处理。

(8)注意观察患者神志、呼吸、血压、心率的变化,注意高血压性脑病、心功能不全的先兆症状。

(9)密切观察患者的生化指标,观察有无贫血、电解质紊乱、酸碱失衡、尿素氮升高、血糖变化等情况。如发现异常,应及时报告医师处理。

(10)指导使用胰岛素的患者根据血糖、尿糖计算胰岛素的剂量。

(11)密切观察患者的病情变化,监测患者尿糖、尿蛋白、尿酮体、肾功能、血钾的变化,观察患者呼吸的频率和深度,有无库斯曼呼吸,有无烂苹果气味,有无恶心呕吐,"三多一少"症状是否加重等,如发现异常应立即通知医生遵医嘱给予处理。

2. 皮肤护理。

(1)糖尿病肾病患者皮肤内含糖量增加,适宜细菌繁殖,血糖增高,血液中嗜中性粒细胞移动缓慢,杀菌能力降低,加上机体形成抗体的能力下降,故常并发皮肤化脓性感染、真菌感染,应加强皮肤护理,保持皮肤清洁,勤换衣服,皮肤干燥者可涂油保护,并及时治疗毛囊炎。

(2)糖尿病肾病患者常伴有血管病变,可引起肢体缺血或血管栓塞,在感染和外伤的基础上极易发生组织坏死,容易合并足部坏死。

(3)创面处理,切除坏死组织,彻底清创,每日换药 1 次,换药时用生理盐水和 3% 的过氧化氢溶液冲洗。

(4)每晚用温水(40℃)泡脚 20 分钟,泡后用软毛巾轻轻擦干,防止任何微小的损伤,忌用热水袋,以免烫伤。

(5)趾甲不宜过短,以免损伤甲沟引起感染。

(6)经常观察足背动脉搏动、皮肤色泽及弹性,及时发现缺血现象。

(7)避免各种外伤,如摔伤、挤压伤,鞋带松紧要适宜,鞋口不要太紧。

(8)做好皮肤清洁护理,特别是会阴部疖肿的患者,尽量用软垫支撑起受摩擦部位,减少活动防止摩擦。

3. 水肿护理。

(1)糖尿病肾病患者因长期低蛋白,常发生水肿,加上小血管病变引起组织营养不良易导致皮肤破损甚至压疮。

(2)卧床休息时应避免局部长时间受压,每 2 小时协助翻身 1 次,协助翻身时应避免拖、拉、拽等动作,特别是在协助需要便盆的患者时,动作要轻柔,以免擦伤皮肤。

(3)由于体内蛋白的丢失、长期水肿和循环障碍,皮肤抵抗力和愈合力降低、弹性渐丧失,容易受损伤,应经常擦洗和翻身,并保持被褥干燥平整,每日用50℃的温水擦背及骨突处,以免发生压疮。

(4)定时观察并按摩容易发生压疮的部位。

(5)适当抬高肢体,加快静脉回流以减轻水肿。

(6)对水肿轻者限制活动,重者应卧床休息并抬高下肢。

(7)对已发生压疮者,按常规治疗。

4.饮食护理。

(1)教会患者及其家属根据标准体重、热量标准来计算饮食中的蛋白质、脂肪和糖类的含量,并教会患者如何分配三餐食物及合理安排膳食结构。对肾功能不全的患者可控制植物蛋白的摄入,以减轻肾脏负担。

(2)根据患者的具体情况,与营养师一起根据患者的体重、病情计算出每日所需的热量及糖类、蛋白质、脂肪的比例,并按照要求提供食物,鼓励患者按时按定量进餐。

(3)提供优质高蛋白饮食,如牛奶、鸡蛋、鱼类,肾功能不全时要控制植物蛋白的摄入。

(4)即要保证平日膳食中糖类的摄入,又要控制糖类的摄入,控制血糖,通过提供足够的热量以减少自体蛋白质的分解。

(5)限制钠的摄入,每日膳食中钠应低于3克,少尿时应控制钾的摄入,保证全面营养。

5.心理护理。

(1)安慰患者,鼓励患者讲出心中的感受,以消除紧张情绪,保持思想乐观,情绪稳定。

(2)主动向患者介绍环境及同病室的病友,消除患者的陌生感和紧张情绪。

(3)耐心向患者解释病情,使患者认识到糖尿病目前尚无法得到根治,如果控制不佳可以导致糖尿病肾病,糖尿病肾病应严格按糖尿病饮食进行治疗,还要注意肾功能的变化,大多数糖尿病肾病可以通过治疗得到控制。

(4)向患者解释使用胰岛素的好处,通过使用胰岛素可以降低血糖有利于肾病的恢复。

(5)增加患者的探视次数,必要时留家人陪伴,通过良好的思想沟通,减轻患者的思想压力,有利于病愈。

(三)健康教育

1. 患者出院后随身带有卡片,记录姓名、年龄、住址、诊断证明,目前所用药物和剂量,携带急救盒,以便在低血糖抢救时参考。

2. 避免过劳、外伤、精神创伤,保持情绪稳定,按时服药,避免受凉感冒及各种感染。在呼吸道感染疾病流行期,应尽量少到公共场所。

3. 督促、检查、协助患者及其家属完成糖尿病的自我监测,按要求完成尿糖、血糖的测定,以便为调整用药提供依据。

4. 督促患者按医嘱服药,并注意观察治疗效果,要严格控制血糖和尿糖,一般来说,空腹血糖应控制在 5.6～7.8 毫摩尔/升,合并高血压者应把血压控制为(16.7～17.5)/(10.5～11.5)千帕。

5. 指导饮食。低蛋白饮食可减少肾小球的滤过率,还可使尿蛋白排出量减少,故目前多主张低蛋白饮食。一期患者蛋白摄入量控制在每日每千克体重 1 克,二期患者以每日每千克体重 0.6～0.8 克为宜,并以动物蛋白为主。

6. 利尿药的应用。对有水肿的患者可按医嘱使用利尿药,同时适当限制水和钠的摄入,以减轻肾脏负担。

7. 防止泌尿道感染。泌尿道感染会使糖尿病加重,最后导致肾衰竭。因此,积极预防和治疗泌尿道感染非常重要。要搞好个人卫生,尤其是女性要注意会阴部的清洁卫生。对有感染者应查明感染细菌或做药敏试验,选择适当的抗生素进行治疗。

8. 定期做尿微量白蛋白监测,尿常规、肾功能检查,以便及时掌握病情变化。

9. 注意保护肾脏功能,避免使用对肾脏有损害的药物及造影剂。

10. 尽量避免泌尿道各种器械检查及导尿,以免诱发感染。

(张文燕　李建华　周　蒙　范　萍　王艳姣)

第七章 常用诊疗技术及护理

第一节 数字减影脑血管造影护理

脑血管造影术是经股动脉插管进行全脑血管造影术,简称DSA。它经股动脉插管至颈总动脉、颈内动脉、椎动脉,注入造影剂,同时连续摄头颅 X 线片,输入电子计算机处理,可清楚显示颅内血管情况。其目的是脑部病变的定位和定性诊断,为介入治疗或手术提供影像学资料。其适应证为头颈部血管病变,如动脉瘤和血管畸形。

一、护理措施

(一)术前护理

1. 向患者及其家属介绍脑血管造影的目的及并发症,以取得合作。

2. 做碘过敏试验,用静脉造影剂 1~2 滴点眼,15 分钟后观察,无结膜充血为阴性,再将 1 毫升静脉造影剂注入静脉,15 分钟后无呕吐、恶心、血压下降等反应为阴性结果。

3. 双侧大腿根部,会阴部位备皮。

4. 术前 4 小时禁食,防止呕吐,术前 30 分钟口服抗过敏药和镇静剂,减少术中不良反应。

(二)术后护理

1. 造影结束导管拔除后,立即按压穿刺点至少 30 分钟。

2. 由导管室返回病房途中注意患者的意识情况,观察并压迫穿刺点。

3. 2 千克沙袋压迫穿刺点 6 小时。

4. 返回病房后,立即测量生命体征。

5. 观察患者双侧足背动脉搏动及皮肤的温度、湿度、颜色情况。

6. 观察伤口是否有瘀斑、渗血、疼痛。

7. 术后如无恶心、呕吐可鼓励患者多饮水,以利造影剂的排出。

8. 避免咳嗽、大笑等增加腹压的动作,如咳嗽要压紧伤口,有头痛、头晕、呕吐及时报告医师。

9. 术后平卧 8 小时,穿刺侧下肢制动 12 小时,卧床 24 小时。

10. 术后 24 小时拆绷带,取下敷料。

11. 满足患者生活需要。

(张文燕　冯　英　李嘉明)

第二节　神经活组织检查术护理

神经活组织检查有助于周围神经病的定性诊断和病变程度的判断,适用于各种原因所致的周围神经病。

一、术前护理

1. 向患者解释神经活组织检查的目的和方法,使患者精神放松,取得配合。

2. 局部要清洁皮肤并备皮。

3. 检查前做凝血时间测定。

4. 用物准备:神经活检包(内有止血钳、剪刀、刀片、纱布、缝合针),冰壶。

二、术后护理

1. 术后患肢制动 6 小时左右,之后患肢抬高,避免静脉回流不畅。

2. 观察伤口敷料是否清洁、有无渗血及伤口有无疼痛、麻木。

3. 适当活动,避免患肢用力。

4. 做好生活护理,满足其生活需要。

(张文燕 冯 英 王素花)

第三节 腰椎穿刺术护理

腰椎穿刺术为神经系统常用的检查方法之一,用于诊断和治疗两方面。诊断性腰椎穿刺可测定脑脊液压力,进行动力学检查,还可以进行脑脊液常规生化、细胞学、免疫学和细菌学方面的检查。在蛛网膜下腔注入造影剂,如碘油、碘水,观察椎管有无阻塞和占位性病变。腰椎穿刺术护理措施如下。

一、术前护理

1. 向患者解释腰椎穿刺的目的、方法和术中配合要点,解除患者顾虑,取得合作。

2. 术前沐浴或清洁皮肤,排空膀胱。

3. 神志不清、躁动的患者要给予镇静剂。

4. 物品准备:硬板床,一次性腰椎穿刺包,局麻用药,无菌小瓶。

二、术中护理

1. 嘱患者避免咳嗽,为患者保暖。

2. 关好门窗。配合医师让患者侧卧、头低、屈膝到胸前双手抱膝、放松,使穿刺部位充分暴露,腰椎间隙增大,可使穿刺顺利,提高穿刺成功率。

3. 协助医师进行手术野皮肤消毒,铺无菌巾,进行局部麻醉。如有脚麻、触电感,及时向医师说明。

4. 观察患者的呼吸、面色、心率、意识情况,保持正确体位。

5. 颅内压高的患者不宜过多放脑脊液,防止脑疝。

三、术后护理

1. 术后患者去枕平卧 6 小时,24 小时内仍以卧床休息为主。

2. 注意倾听患者主诉,如有头痛、头晕,及时报告医师。

3. 颅内压低时嘱患者多饮水或静脉输生理盐水。

4. 颅内压高的患者,腰椎穿刺后要注意观察血压、脉搏及呼吸变化,警惕脑疝的发生,必要时静脉输注甘露醇后,再进行腰椎穿刺术。

5. 若脑脊液自硬膜穿刺孔外漏引起低颅内压综合征,可表现为坐起或站立时头痛加重,平卧位头痛减轻,重者有头晕、恶心、呕吐,应静脉输入低渗盐水改善症状。

(张文燕　柳国芳　安菁菁)

第四节　纤维支气管镜术护理

纤维支气管镜术是在局麻下经喉插入金属镜,在直视下观察病变、进行活检或刷检、钳取异物、吸引或清除阻塞物。

一、护理措施

(一)术前护理

1. 说明检查目的、过程,解除顾虑,取得合作。

2. 术前禁食 8 小时。

3. 术前检查:手术同意书、肝功能及乙型肝炎表面抗原检查结果、血小板及出凝血时间检查结果。65 岁以上者术前有心电图检查结果。

4. 丁卡因麻醉剂过敏试验。

5. 携带病历、X 线胸片,2% 利多卡因 20 毫升 1 支,阿托品 0.5 毫克皮下注射。

6. 取下义齿。

7. 患者床旁备好氧气、吸痰器、抢救药品。必要时心电监护。

(二)术后护理

1. 患者稍事休息后返回病房,向患者说明可有少许血痰、喉部不适、声音嘶哑。

2. 术后 2～3 小时待麻醉作用过后方可进食,并尽量少说话,使声带得到休息。

3. 术后 24～48 小时内密切观察患者生命体征,包括体温、肺部体征等。

4. 避免以下并发症发生。

(1)麻醉不足或分泌物过多,出现喉支气管痉挛。

(2)通气障碍,缺氧引起心律失常。

(3)出血。

5. 促进排痰,保持呼吸道通畅。

二、主要护理问题

1. 焦虑/恐惧:与缺乏此项检查相关知识有关。

2. 舒适的改变:疼痛与损伤咽喉部有关。

3. 潜在的并发症:感染、误吸等。

(张文燕 柳国芳 张 璐)

第五节 电生理检查射频消融术护理

射频消融术是指在临床中应用射频电流,通过导管对心律失常进行消融的治疗技术。

一、护理措施

(一)术前护理

1. 向患者及其家属介绍射频消融术的目的、方法及注意事项,消除疑虑紧张心理,告诉患者家属手术日务必到院。

2. 根据医嘱完善各项检查:血常规、肝功、肾功、凝血、感染七项、胸片、心脏超声等。

3. 房颤患者于术前须进行食管超声检查,以观察有无血栓形成。

4. 术前遵医嘱停用抗心律失常药物,减少手术中诱发心律失常的可能性。口服胺碘酮者需停药 1 个月,如此,药物才能完全排出体外。

5. 手术当日暂停注射抗凝药 1 次。

6. 指导患者于术前 1 日晚上练习床上排尿,避免术后卧位改变造成排尿困难而出现尿潴留。

7. 手术区域备皮:颈部、腹股沟及会阴部。

8. 术前于左上肢建立静脉通路,房颤患者须术前留置导尿管。

9. 术前 6 小时禁食,可少量饮水。

(二)术后护理

1. 术后遵医嘱监测心电图及生命体征变化,发现问题及早处理。

2. 平卧 12～24 小时,患侧肢体制动。穿刺静脉处加压包扎 4～6 小时;穿刺动脉处加压包扎 6～12 小时,并加压 1 千克左右的沙袋 2～6 小时。

3. 观察足背动脉搏动情况,肢体的温度、颜色,穿刺部位有无渗血、肿胀。

4. 严密观察有无心慌、气短、恶心、胸痛等症状,以便早期发现心脏压塞、房室传导阻滞、气胸、血胸等术后并发症。

5. 术后遵医嘱应用抗生素及抗凝药。

6. 卧床期间间断给予手术肢体被动按摩,术侧下肢足部间断主动进行内翻、外翻、背屈等活动,避免静脉血栓的形成。

7. 卧床期间应进食易消化的食物,避免进食容易引起腹胀的食物,如鸡蛋、牛奶、豆制品,保持大便通畅,以免排便用力而引起穿刺部位出血。

8. 按时指导并协助患者下地活动,告知患者下地前缓慢坐起,于床上静坐 15 分钟。无头晕、眼花、大汗等不适症状后方可下床,于床旁站立 30 秒无任何不适后方可行走活动。

9. 健康指导:指导患者自行观察心律及心率变化,如有变化应及时在就近的医疗机构做十二导联心电图,以备复诊参考。

二、主要护理问题

1. 潜在并发症:栓塞与股动脉、静脉创伤导致的栓子形成有关。

2. 感染:与有创操作及留置导尿管有关。

3. 出血及血肿:与患者自身凝血机制或服用抗凝剂有关。

(冯　英　张　璐　叶　敏)

第六节　经皮冠状动脉造影/介入治疗护理

冠状动脉造影术是通过影像学方法确定冠状动脉有无病变以及为冠心病的诊治和研究提供可靠依据的介入性诊断技术。PCI 是利用现代高科技手段进行的一种微创性治疗,是指在医学影像设备的引导下,通过特制的导管、导丝等精密器械,对体内的病灶进行诊断和局部治疗。不用切开人体组织,就可治疗许多过去无法治疗、必须外科手术治疗或内科药物治疗疗效欠佳的疾病。

一、护理措施

(一)术前准备

1. 向患者及其家属进行冠脉造影、PCI 术相关宣教,取得患者及其家属的理解和配合,消除患者的紧张情绪。

2. 手术前至少 4 小时禁止饮食;不禁水/药。

3. 术前行心电图、血常规、血型、凝血、肝肾功能、心肌血清生化标记物等检查。

4. 术前护士为患者做碘过敏试验,试验前要详细询问患者有无药物过敏史。

5. 穿刺部位在股动脉,要进行会阴部备皮,穿刺部位在桡动脉,要保持局部皮肤清洁。

6. 应于术前 12 小时对肾功能异常者进行水化。

7. 术前给予地西泮 10 毫克肌内注射。

8. 协助患者练习床上使用便器。

(二)术后护理

1. 术后返回病室后嘱患者患侧肢体保持伸直,避免弯曲。同时注意观察足背动脉搏动情况、皮肤颜色及温度的变化,如发现动脉搏动消失、皮肤苍白、发凉或肢体肿胀时,应及时通知医师,进行处理。

2. 对于行桡动脉穿刺术者,应嘱其抬高患肢、减少活动,随时注意患肢皮温及有无肿胀情况。常规 6 小时撤除压迫器。

3. 通知医师查看患者,行床旁心电图检查,遵医嘱进行心电、血压、血氧监测,给予低流量氧气吸入 2~3 升/分,密切观察生命体征的变化。

4. 术后补液 1 000~1 500 毫升或嘱患者多喝水,以加速造影剂代谢。

5. 观察局部伤口有无渗血、红肿、疼痛等情况。保持伤口敷料清洁、干燥,敷料污染时应及时更换。留置鞘管时,应注意鞘管周围有无渗血,常规术后 4~6 小时内监测 APTT。APTT 不足 50~70 秒时,通知导管室医师拔除鞘管。拔除鞘管后沙袋加压包扎 6 小时,绷带包扎 24 小时。

6. 下肢股动脉伤口行封堵术或缝合术者,术后患肢制动 6 小时,并遵医嘱沙袋压迫 6 小时,12~24 小时拆除绷带。

7. 持续抗凝、抗血小板治疗者,密切观察有无出血倾向,发现异常及时通知医师处理。

8. 定时巡视患者,满足患者的生理需要。

9. 做好心理护理,帮助患者消除紧张、焦虑的情绪。同时满足患者的需要,为患者创造一个安静、舒适、整洁的休养环境。

10. 饮食应以清淡、易消化、低盐、低脂半流食为主。尽量不食易胀气食品,如牛奶、甜食。

11. 健康指导。

(1)坚持药物治疗,不可随意增减药物,如抗血小板凝集药物(阿司匹林肠溶片、氯吡格雷),β受体阻滞剂,ACEI,他汀类药物。控制好血压、血脂、血糖,做好冠心病的二级预防。

(2)以清淡、易消化、低盐、低脂、高纤维素饮食为主,勿暴饮暴食。

(3)严格戒烟、限酒,起居规律,情绪稳定,劳逸结合;适当进行有氧运动,保持大便通畅。

(4)根据气候随时增减衣物,注意保暖,预防感冒。

(5)定期门诊随诊。

二、主要护理问题

1. 潜在并发症:出血与动脉伤口及使用抗凝剂有关。

2. 生活自理能力缺陷:与医疗限制有关。

3. 知识缺乏:与特定信息来源受限有关。

(冯 英 张 璐 许庆超)

第七节 人工心脏起搏治疗护理

人工心脏起搏是通过人工脉冲发生器(简称起搏器),用特定频率的脉冲电流,经过导线和电极刺激心脏,代替心脏的起搏点带动心脏搏动的治疗和诊断方法。主要用于治疗缓慢心律失常,也可用于治疗快速心律失常,近年选择性用于心力衰竭时改善心功能。

一、护理措施

1. 绝对卧床 1 日,必须搬动时应注意平稳,避免患侧上肢外展及颈部过度牵拉。第二日伤口换药后可进行床上活动,如果床上活动无胸闷、心悸等不适,可下床活动。

2. 遵医嘱伤口处沙袋压迫 2~4 小时,同时观察伤口有无出血或感染情况。第二日协助医师完成伤口换药。

3. 起搏器工作状况的观察:根据情况进行心电监护,观察心率/心律变化。如心率低于起搏心率或出现其他异常情况,应及时通知医师处理。

4. 监测术后体温情况,遵医嘱应用抗生素 3 日,预防感染。

5. 术后饮食宜清淡,易消化。进食时注意保护伤口,避免污染伤口。

6. 保持大便通畅,必要时给予缓泻剂或开塞露等药物,防止因用力排便发生意外。

7. 做好术前心理护理,满足术后基础护理,并做好起搏器术后注意事项的宣教。

8. 出院后定期复查,1~3 个月复查 1 次。

9. 健康指导。

(1)教会患者自测脉搏,尤其是在安置初期及电池寿命将尽时,如有异常及时通知医师查明原因。

(2)穿着柔软宽松的衣服,避免对伤口或起搏器造成压迫。起搏器置入处避免撞击,洗澡时勿用力揉搓。

(3)患者应远离高压电的设备,禁止做磁共振检查。

(4)术后逐渐恢复日常生活和工作,6 个月内不抬举大于 2.5 千克的重物。

(5)随身携带"心脏起搏器的识别片"诊断卡。

(6)按时服药,定期门诊随诊,查心电图和起搏器的功能。新装起搏器患者在 2 个月以内,每 2~3 周门诊随访 1 次;2 个月至 1

年内,每1~2个月随访1次,以后每2个月随访1次至起搏器电池耗尽前半年,最后半年每个月复查1次,直至更换起搏器。

二、主要护理问题

1. 潜在并发症:感染、出血。
2. 疼痛:与手术有关。
3. 生活自理能力缺陷:与医疗限制有关。

(冯 英 叶 敏 贾圣杰)

第八节 心包穿刺引流护理

经皮穿刺心包留置导管引流术是近几年临床上经常采用的一种创伤小、患者易于接受的新技术。目的:检查心包积液的性质,协助诊断;引流心包积液,解除填塞症状。

一、护理措施

1. 密切观察引流液的颜色、量、性质,准确记录每日引流量及出入量。

2. 术后保持伤口周围皮肤及敷料清洁、干燥,避免污染伤口,在严格执行无菌操作的前提下,更换伤口敷料、引流袋。如有异常应及时更换,防止感染的发生。

3. 防止留置管脱出。患者可适当床上活动,但动作要轻柔,勿用力过猛,以防引流管无意脱出或移位,并做好生活护理。

4. 术后密切观察生命体征变化,颈静脉充盈度、心尖搏动的强弱。

5. 遵医嘱给予心电、血压、血氧监测,氧气吸入。如出现气急加重、心率增快、血压下降,应及时报告医师处理。如有发热,遵医嘱给予抗生素进行抗感染治疗。

6. 每班严密观察引流管是否通畅,若有堵塞等情况,及时通知医师给予相应处理。

7. 做好心理护理,讲解引流的目的及意义,缓解患者的紧张情绪。

8. 如引流量连续少于 10 毫升/日,可拔管。拔管前做好解释工作,拔管后消毒伤口,用无菌敷料覆盖。

9. 健康指导。

(1)保持伤口清洁干燥。注意休息,劳逸结合。

(2)定期门诊随诊,如有不适及时就医。

二、主要护理问题

1. 潜在并发症:心包填塞、感染。

2. 引流管堵塞或脱出:与引流液的性状、置管的位置及活动有关。

(柳国芳　许庆超　李建华)

第九节　主动脉内球囊反搏护理

IABP 是将带有气囊的导管插至降主动脉,借助主动脉内球囊反搏而机械辅助循环。气囊内充氦气或二氧化碳气体,其膨胀和萎缩与心脏舒张和收缩同步。当气囊充气时,提高舒张期灌注,增加冠状动脉血流量;放气时,降低后负荷,减少心肌耗氧,增加心排血量。主要适用于冠心病急性心功能不全术前给予支持者、心源性休克经药物治疗无效者、严重顽固性心律失常者、心脏手术重症低心排血量综合征及不能脱离心肺机者;有以上适应证并存在以下应用指证:多巴胺用量>20 毫克/(千克·分)或并用两种升压药且血压仍下降者;心脏指数<2.0 升/(分·平方米);平均动脉压<6.65 千帕;左房压>2.66 千帕;CVP>1.47 千帕;尿量<30 毫升/小时;末梢循环差(手足潮湿、发凉)。

一、护理措施

（一）插管前护理

1. 观察患者病情变化,监测生命体征。

2. 插管部位严格消毒。

3. 准备用物并检查机器。

（二）插管后护理

1. 观察心电图及反搏机波形,气囊充气在 T 波之后,放气在 P 波之前。

2. 抗凝治疗患者应观察局部切口或穿刺部位有无出血、渗血及血肿。

3. 保证导管通畅:连接通畅,避免打折、扭曲,妥善固定;导管内无血液反流,保证持续压力套装的压力维持在 40 千帕以上;及时冲洗管道,严防空气进入,造成动脉栓塞。

4. 防止感染:严格执行无菌操作;观察穿刺处有无红肿、渗血,遵医嘱应用抗生素;导管留置期间如患者发生高热、寒战,应立即拔除导管,并留取导管尖端做细菌学培养。

5. 并发症护理:密切观察患者术后足背动脉的搏动、皮肤温度及血液供应情况;测量腿围,观察有无肢体肿胀和静脉回流受阻,以尽早发现下肢有无缺血情况;一旦发现异常,立即采取保温、被动活动肢体等措施。

6. 拔管护理:患者病情稳定,血流动力学各项指标正常,可在逐渐减少反搏次数后考虑拔管。动脉导管拔除后按压 30 分钟加压包扎,用 1.0~1.5 千克沙袋压迫 6~8 小时,同时观察肢体温度、颜色及足背动脉搏动情况。

7. 基础护理:做好生活护理,保证患者皮肤及床单位的清洁;股动脉导管置入侧肢体制动,保持伸直,严禁弯曲,必要时用约束带保护;翻身时应保持置入侧下肢与身体成一直线,翻身不宜超过 40°;营养支持,适当按摩肢体,进行被动活动,应用气垫床以预防压疮。

二、主要护理问题

1. 有心排血量减少的危险：与球囊或泵功能障碍有关。

2. 有受伤的危险：与穿刺有关。

3. 躯体移动障碍：与插管制动有关。

（柳国芳　贾圣杰　周　蒙）

第十节　消化道出血使用三腔二囊管护理

三腔二囊管是用于食管-胃底静脉破裂出血时的紧急压迫止血治疗。其外形与一般胃管相似，有三个腔：一腔是通往胃内的通道，可经此抽吸胃内容物或给药；第二腔通向食管囊，可注入空气压迫食管黏膜起到止血的作用；第三腔通向胃囊，可注入气体固定三腔二囊管，同时压迫出血的胃底静脉，起到止血的作用。两个囊即食管囊和胃囊。

一、护理措施

1. 若患者清醒，应向患者说明置三腔二囊管的目的及方法，争取患者合作，并通知其家属。

2. 准备好隔离衣、手套、测好压力的三腔二囊管、50毫升注射器、绷带、滑轮、1千克左右的沙袋或替代品（如塑料包装的盐水或葡萄糖）、剪刀、液体石蜡、血压计、听诊器、抢救车（备各种急救药品和用物）、心电监护仪等。

3. 插管前先让患者口服30毫升液体石蜡润滑口腔及食管，并用液体石蜡充分润滑管路以免插管时损伤黏膜。

4. 配合医师插管，同时应立即建立静脉通道，保证足够的液体灌注，并遵医嘱给予止血药，必要时输血。

5. 协助患者取仰卧位，将头偏向一边，以免呕吐物吸入气管引起肺炎或窒息。

6. 检查好三腔二囊管无漏气且气囊均匀后依照置胃管方法测量管长度,置入 55～60 厘米。先充胃囊(充气 150～200 毫升,压力维持在 6.67～9.3 千帕),充好后向上提,遇阻力固定再充食管囊(充气 120～150 毫升,压力维持在 4.67～6.67 千帕)。测压方法可用气囊压力表或血压计。

7. 充好后在鼻腔外缘的管壁上做标记,以防脱出时可及早发现。将三腔二囊管与患者口唇成 45°持续牵引,拉力为 1 千克。

8. 严密监测患者生命体征,观察并记录抽吸出的胃内容物、胃肠减压量以及粪便次数、量、颜色等,以判断有无继续出血。

9. 置管期间保持鼻黏膜的清洁湿润,及时清理分泌物和结痂,并可将液体石蜡滴入鼻腔,减少三腔二囊管对鼻黏膜的刺激。做好口腔护理。保持床单清洁、干燥。定时或排便后为患者清洗臀部,预防频繁血便或局部受压引起压疮。

10. 置管期间保持胃管引流通畅,每日更换引流袋。

11. 置管期间,床旁备剪刀,如插管向外移位,应立即剪断,以防气囊压迫气管引起窒息。

12. 向患者及其家属宣教三腔两囊管的重要性,以免患者自己拔出三腔管,造成窒息死亡。

13. 在放置三腔管 24 小时后应放气 15～20 分钟再注气加压,以免食管、胃底黏膜受压过久引起缺血、坏死。以后隔段时间放 1 次气。放气顺序为先食管囊后胃囊;充气顺序为先胃囊后食管囊。

14. 三腔管放置 48～72 小时,若无活动性出血,可先抽出气囊内的气体,再继续观察 12 小时,在胃管内无血性内容物或粪便转黄后,可考虑拔管。拔管前先让患者口服 30 毫升液体石蜡润滑管壁,以免拔管时损伤黏膜造成再次出血。先放掉食管囊的气体,再放胃囊的气体,然后缓缓拔除三腔二囊管。拔管后仍要监测患者生命体征,观察有无再出血。

15. 对于昏迷患者可将气囊放气后,继续保留三腔管以便从胃管内注入高热量、流质饮食和药物。

二、主要护理问题

1. 猝死：与消化道大量出血有关。

2. 出血性休克：与消化道大量出血有关。

3. 窒息：与胃囊脱出压迫气管或血液误吸有关。

4. 有皮肤完整性受损的危险：与频繁血便、不能翻身及保留管腔有关。

5. 恐惧：与消化道大量出血有关。

6. 生活自理能力受限：与出血及三腔二囊管体位限制有关。

（张　璐　李建华　范　萍）

第十一节　肝脏穿刺术护理

肝穿刺是肝穿刺活体组织检查术的简称。患者通常要局部麻醉，运用负压吸引术肝穿刺吸引一秒穿刺技术，在B超、CT的定位和引导下经皮肤穿刺，或在腹腔镜的监视下直接穿刺。穿刺时协助患者取仰卧位，躯体右侧靠近床沿，右手屈肘置于枕后。暴露穿刺部位（取腋前线第7～8肋间或腋中线第8～9肋间为穿刺点）。嘱患者配合呼吸，当针头进入时配合屏住呼吸。穿刺后进针部位用无菌纱布加压5～10分钟，胶布固定，加以沙袋，再以多头带包扎。

一、护理措施

(一)术前准备

1. 向患者及其家属做好解释工作，术前请患者家属签同意书。

2. 教会患者练习呼气后屏气动作，向患者说明配合穿刺的注意事项，练习屏气，消除患者的恐惧和紧张以配合手术。

3. 患者进行常规的生化检查，凝血功能检测，进行血常规、血小板、胸透、腹部超声检查；若有出血倾向应先给予药物治疗。

4. 如怀疑是阿米巴肝脓肿,应先用抗阿米巴药物治疗,2～4日后再行穿刺;如怀疑细菌性肝脓肿,应先用抗生素使病变局限后再穿刺。

5. 术前嘱患者排空小便。

(二)术后护理

1. 术后嘱患者绝对卧床 24 小时,卧床期间做好生活护理。

2. 密切监测生命体征,术后 2 小时内每半小时测 1 次,尤其注意血压变化。若生命体征平稳可 1～2 小时测 1 次。注意患者面色及主诉,严密监测有无出血发生。如患者脉搏细速、血压进行性下降、出冷汗、烦躁不安、面色苍白,则应立即建立静脉通道,通知医师积极抢救。

3. 术后沙袋加压 6 小时,腹带包扎 24 小时后可打开腹带,术后观察伤口敷料是否有渗血及渗液。协助患者慢慢从床上坐起,如无不适,可床旁活动。

4. 术后穿刺部位疼痛剧烈,可遵医嘱给予镇痛剂。

5. 注意有无以下并发症发生。

(1)肝脏出血。

(2)损伤胆囊或胆管。

(3)损伤结肠或肾脏。

(4)胸膜或腹膜的继发感染。

二、主要护理问题

1. 出血:与肝脏穿刺有关。

2. 感染:与肝脏穿刺有关。

3. 疼痛:与肝脏穿刺有关。

4. 生活自理能力缺陷:与肝脏穿刺后体位限制有关。

(张　璐　周　蒙　王艳姣)

第十二节　纤维结肠镜检查术护理

纤维结肠镜检查是目前常用的消化科检查之一,主要适用于以下情况:下腹痛,腹泻,便秘,便血原因不明,X 线钡剂检查无阳性发现者;钡剂造影有可疑病变不能确诊者;肠道肿物性质不明,炎性肠病需明确范围或疑有癌变者;结肠疾病的内镜治疗或术前定位者;药物治疗前后或术后随访者;某些结肠病变的追踪研究等。

一、护理措施

(一)术前准备

1. 向患者讲解结肠镜检查的目的、术前准备、操作过程及术后注意,解除患者的紧张情绪,取得患者的配合。

2. 术前肠道准备:术前 3 日开始进少渣流食,并于每日 18:00 服酚酞 2 片。术前 1 日禁食,于 18:00 和 21:00 分别服 50%的硫酸镁 40 毫升和酚酞 2 片,并大量饮水。术日晨禁食,必要时晨 6:00 服 50%硫酸镁 40 毫升,9:00～10:00 行结肠镜检查。或者服用配制好的高渗电解质溶液,如复方聚乙二醇电解质散,于检查前 4 小时服用,以每小时 1 000 毫升的速度服用,服用后来回走动促进排泄。若肠道准备不满意还要在术前用温开水清洁洗肠,以达到排出清水样便的目的。

3. 肠道准备期间,若患者出现入量不足或脱水等情况,可遵医嘱给予静脉补液,并向患者说明肠道准备的重要性,取得患者配合。

4. 对于年老体弱或精神紧张不能耐受者,可于术前给予地西泮或丁溴东莨菪碱肌内注射。

5. 安排患者左侧卧于检查床上,脱裤子至膝部,双腿屈曲躺好。

(二)术后护理

1. 术毕协助患者返回病室,卧床休息。

2. 部分患者会有腹胀等不适感,告诉患者此属正常现象,一段时间后可缓解。若不适难忍应通知值班医师予以对症处理。

3. 术后可恢复以前饮食,取活检或摘除息肉者要进温软流食,且注意观察粪便中有无出血。

4. 出血患者应及时给予止血治疗,并监测生命体征的变化。

5. 注意观察有无肠壁穿孔、腹膜炎或肠黏膜损伤等并发症。

二、主要护理问题

1. 低血糖:与肠道准备禁食有关。

2. 肠穿孔:与肠道病变及结肠镜检查有关。

3. 出血:与结肠镜检查有关。

4. 有皮肤完整性受损的危险:与肠道准备大量腹泻有关。

5. 有脱水的危险:与肠道准备大量腹泻后脱水有关。

6. 知识缺乏:与缺乏结肠镜检查相关知识来源有关。

(张文燕　冯　英　范　萍)

第十三节　经外周置入中心静脉导管护理

一、静脉选择

1. 经外周置入中心静脉导管(PICC)常规选择肘窝部位,包括贵要静脉、肘正中静脉、头静脉。

2. 新生儿和儿童还可以选择头、颈部和下肢的静脉。

3. 尽量避免在接受乳腺切除手术和腋窝淋巴结清扫、接受放射治疗的患侧上肢置管。

4. 在血管超声引导下选择上臂血管进行穿刺,可极大地提高静脉穿刺置管的成功率。

二、置管原则

1. 获得医嘱,与患者或家属谈话告知置管所有可能的不良反应和并发症,必须在患者签署知情同意书后才能置管。

2. 由受过专科培训、有资质的专科护士进行操作,按照置管操作规范实施置管。

3. 必须严格遵守无菌操作和手卫生规范。

4. 置管后常规行影像学检查,确定导管尖端位置位于上腔静脉中下 1/3 处。

5. 置管后建立置管护理记录和 PICC 患者置管整体管理制度,并在数据库中保存。

三、置管后护理

(一)评估导管

每日评估穿刺点有无发红、肿胀、渗血及渗液,敷料有无潮湿、脱落、污染,是否到期。

(二)更换敷料

1. 六步洗手法洗手,戴口罩。

2. 备齐用物,携用物至患者床旁,核对床号、姓名。

3. 测量臂围并记录。

4. 患者臂下铺一次性治疗巾隔湿,暴露导管穿刺部位,自下而上去除敷料,注意切忌将导管引出体外。查看导管刻度。去除皮肤及导管上的胶布印痕。

5. 以免洗消毒液洗手,打开 PICC 换药包。

6. 以穿刺点为中心环形消毒,上下各 10 厘米,两侧至臂缘,自然风干。

7. 更换敷料时,避免触摸穿刺部位,以防污染。

8. 纱布敷料常规 48 小时更换 1 次,聚亚氨酯膜至少每 7 日更换 1 次,敷料一旦潮湿松脱,需要及时更换。

9. 无张力粘贴 10 厘米×12 厘米透明敷料,排尽敷料下空气,皮肤、导管、敷料三者合一;抗过敏胶布蝶形交叉固定连接器;抗过敏胶布横向固定输液接头。

10. 注明换药者姓名、日期和时间。

(三)导管冲洗

1. PICC 在输液前、后,给药前、后脉冲式冲管。

2. 适当地冲管可保证导管通畅和完整性。

3. 脉冲式冲管不能使用小于 10 毫升的注射器,且推注速度不能过快。小于 5 毫升的注射器可产生较大的压力,如遇导管堵塞可导致导管破裂。

(四)封管

1. 封管液浓度一般每毫升生理盐水中含肝素 10～100 单位。

2. 导管液量:美国静脉输液护理学会推荐封管量应是"导管＋延长管"容积的 2 倍。

3. 正压封管方法:在封管时必须使用正压封管技术,以防止血液回流入导管尖端,导致导管堵塞。在注射器内还有最后 0.5 毫升封管液时,以边推注药液边退针的方法拔出注射器的针头。

四、导管拔除

导管的留置时间在有效期范围内使用。从穿刺点缓慢拔出导管后,立即按压局部 10 分钟止血,并用敷料封闭局部 24 小时。测量导管长度,观察导管是否有缺损、损伤或断裂。

(张文燕　冯　英　王艳姣)

参考文献

[1]北京协和医院. 临床护理常规[M]. 北京，人民卫生出版社,2012.

[2]陈秀娟. 妇科护理学[M]. 北京：人民军医出版社,2010.

[3]范贤明. 内科疾病及相关诊疗技术进展[M]. 北京：北京大学医学出版社,2014.

[4]高兴莲. 手术室专科护理学[M]. 北京：科学出版社,2014.

[5]韩慧娟,吴秋霞,邸红军. 实用专科护理手册[M]. 北京：人民军医出版社,2013.

[6]何进娇. 最新消化内科临床护理操作规范指南[M]. 北京：人民卫生出版社,2012.

[7]刘悦新,忻丹帼. 妇产科护理指南[M]. 北京：人民军医出版社,2011.

[8]马燕兰,孙婷婷. 妇产科疾病护理指南[M]. 北京：人民军医出版社,2012.

[9]皮红英,朱秀勤. 内科疾病护理指南[M]. 北京：人民军医出版社,2013.

[10]任辉. 临床常见症状体征观察与护理[M]. 北京：人民军医出版社,2011.

[11]王建荣. 外科疾病护理指南[M]. 北京：人民军医出版社,2012.

[12]王晓军,许翠萍. 临床急危重症护理[M]. 北京：中国医药科技出版社,2011.

[13]王欣然,杨梓,韩斌如. 急危重症护理手册[M]. 北京：北京科学技术出版社,2012.

[14]魏革. 手术室护理学[M]. 北京：人民军医出版社,2014.

[15]席淑华. 实用急诊护理[M]. 上海：上海科学技术出版社,2012.

[16]游潮,毛伯镛. 脑脊髓血管外科学[M]. 北京，人民卫生出版社,2012.

[17]周立. 危重症急救护理程序[M]. 北京：人民军医出版社,2011.